社区生活健康丛书

◆总主编　周　欢　◆策　划　朱辅华

社区
常见传染性疾病的防治

主编　刘巧兰
编者　刘巧兰　周艳阳　张红利

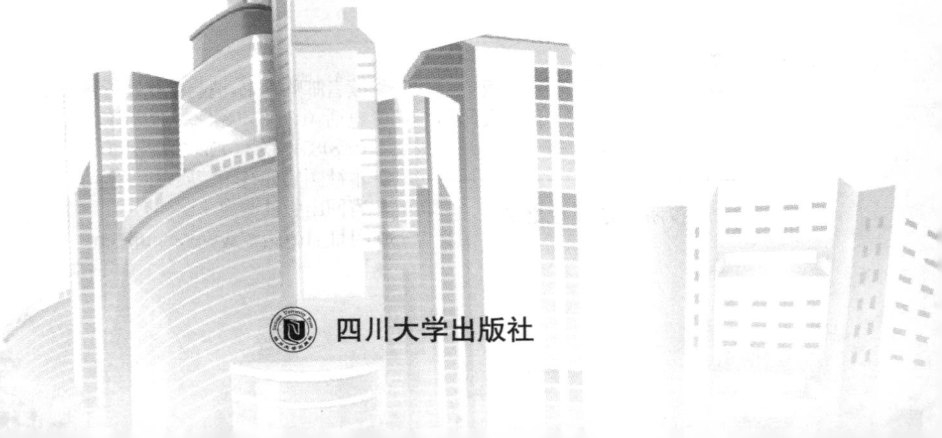

四川大学出版社

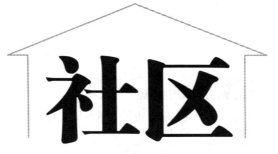

责任编辑：朱辅华
责任校对：许　奕
封面设计：墨创文化
责任印制：王　炜

图书在版编目(CIP)数据

社区常见传染性疾病的防治 / 刘巧兰主编. —成都：四川大学出版社，2012.11
（社区生活健康丛书 / 周欢主编）
ISBN 978-7-5614-6278-2

Ⅰ.①社…　Ⅱ.①刘…　Ⅲ.①常见病-传染病-防治
Ⅳ.①R51

中国版本图书馆 CIP 数据核字（2012）第 272794 号

书名　社区常见传染性疾病的防治

主　　编　刘巧兰
出　　版　四川大学出版社
地　　址　成都市一环路南一段 24 号（610065）
发　　行　四川大学出版社
书　　号　ISBN 978-7-5614-6278-2
印　　刷　郫县犀浦印刷厂
成品尺寸　146 mm×210 mm
印　　张　5.25
字　　数　116 千字
版　　次　2014 年 5 月第 1 版
印　　次　2017 年 5 月第 2 次印刷
定　　价　14.00 元

◆读者邮购本书，请与本社发行科联系。
电话：(028)85408408/(028)85401670/
(028)85408023　邮政编码：610065
◆本社图书如有印装质量问题，请寄回出版社调换。
◆网址：http://www.scup.cn

总　序

社会在不断进步，城市居民的行为与生活方式也在随之不断变化，常见病、多发病、心理问题和食品安全问题等也随之而来。为了提高城市居民自我保健和预防、自我救护和疾病护理的能力，以良好的心理状态去应对城市生活的压力，从而提高城市人群的健康水平，改善城市居民的生活质量，四川大学出版社组织相关专家、教授编写了《社区生活健康丛书》。

该丛书均采用一问一答的形式，以通俗易懂的语言，介绍了与社区居民生活密切相关的基本医学知识和技能。一方面可以增强社区居民基本的疾病预防与疾病应对能力，另一方面也便于居民快速查找应对措施；同时，编者在疾病或相关医学问题介绍中，对一些常见疾病或医学问题的诊治方案建议、就诊指导或应对措施、医保报销方式等进行了介绍，力求形成一个从预防保健到就诊治疗以及康复的较为完整的应对链，有助于社区居民形成应对常见疾病的整体思路，而不至于忙中出乱或浪费精力。

该套丛书共分为七本，包括《社区常见急症的处理》、《社区常见非传染性疾病的防治》、《社区常见传染性疾病的防治》、《社区妇女常见疾病的防治》、《社区小儿常见疾病的防治》、《社区常见心理卫生问题》、《社区食品营养与安全》，其内容基本涵盖社区生活中常见与健康有关的问题。

希望这套丛书能成为社区朋友健康生活的有益伴侣，引领读者享受健康的城市生活。

马晓

2012年12月4日

（**马　晓**　教授、博士生导师，中华预防医学会公共卫生教育分会主任委员，原四川大学华西公共卫生学院院长）

前　言

传染性疾病简称传染病，是由病原微生物（如细菌、病毒）和寄生虫（如血吸虫）感染人体后产生的有传染性、在某种条件下可能造成流行的疾病。传染病对人类的生存和发展产生过非常严重的影响。历史上，因传染病而死亡的人数比因战争而死亡的人数多得多。随着科技的进步和经济水平的提高，人类学习并掌握了越来越多预防与治疗传染病的方法，一些传染病得到了很好的控制，比如天花、脊髓灰质炎等。目前，传染病已不再是引起死亡的首要原因，但是，有些传染病如病毒性肝炎、结核病等仍然广泛存在，给人们健康造成很大危害。另外，一些过去基本上控制了的传染病，如梅毒等又卷土重来，并且陆续发现了一些新的传染病，如严重急性呼吸综合征（“非典”）。所以，目前的状况是，经典的传染病还没有完全控制，新的传染病又出现，人们面临着新老传染病的双重威胁。

我国古代医学就有“上医治未病”之说，意思是说良医会在疾病还未发生时教人们如何预防疾病。传染病的预防尤为重要，因为传染病一旦暴发流行，扩散迅速，危害极大。要预防传染病就需要了解传染病的病因、症状及预防方法，掌握科学的防治知识，并在生活中运用这些知识，力求改变不良的卫生习惯，养成良好的生活习惯和行为方式，从而有效地预防传染病，促进健康。

本书编者尽力收集、整理了社区常见传染病的最新相关资料，编撰成社区居民容易阅读和理解的小册子，希望作为传染病防治知识的载体，让社区居民了解一些日常生活中传染病的预防方法，以达到保护自己和家人身体健康的目的。

本书既包含一些常见传染病，同时也收录了新发现的“非典”、高致病性禽流感等传染病，采用一问一答的形式，介绍了疾病的病因、症状、流行现状和预防方法等。其资料翔实丰富、语言通俗易懂。

由于编者水平有限，错漏在所难免，希望读者不吝指出，以便改正。

刘巧兰

2013 年 6 月

（**刘巧兰**　四川大学华西公共卫生学院预防医学博士、副教授）

目　录

呼吸道传染病篇

消化道传染病篇

性传播疾病篇

人兽共患病篇

呼吸道传染病篇

人们无时无刻不在呼吸，传染病病原体便有了可乘之机，随着空气侵入呼吸道引发一系列疾病。这些传染病可能在人群中流行或暴发。本篇介绍了生活中最常见的一些呼吸道传染病的防治知识，不管窗边细读或沙发上浏览，相信开卷有益吧！

● 什么是呼吸道？

人一刻也离不了呼吸。负责呼吸的有鼻、咽、喉、气管、支气管和肺。吸进肺里的空气在肺里转了一圈后又通过呼气排出体外。当然，人体的这些器官不是让空气在体内转圈玩，而是负责重要的工作。鼻、咽、喉、气管、支气管主要是运输通道，让空气自由进出；肺主要负责气体交换，把空气中的氧留下，同时把体内产生的废物——二氧化碳随空气排出。不难看出，从鼻到肺实际上是一个完整的气体通道，称为呼吸道。上半段包括鼻、咽、喉，称为上呼吸道；下半段包括气管、支气管和肺，称为下呼吸道。

● 什么是上感？

上感是急性上呼吸道感染的简称，俗称感冒，是鼻腔、咽或喉部发生的急性炎症的总称。上感是人们生活中最常见的一种感染性疾病，不管大人、小孩、男性、女性，不管是住在城市或农村，也不管是什么职业，都多多少少患过上感，几乎无人幸免。一年四季都可患上感，可以引起比较严重的并发症。上感不是传染病，没有纳入传染病管理范围，但是上感有一定的传染性，通常情况下，与后面提到的流感不易区别。

● 上感的常见并发症有哪些？

所谓并发症就是指病人在患某种疾病的同时，由同一种致病的病原体引起的其他疾病，如上感病人患病期间可能并发急性鼻窦炎、中耳炎、气管炎、支气管炎等。有时候并发症比原发病还严重。

● 上感是由什么引起的？

百分之七八十的上感由病毒引起，少数由细菌引起。病毒有鼻病毒、副流感病毒等。细菌有溶血性链球菌、葡萄球菌等。有时候，上感是由病毒、细菌同时或先后感染引起的。当人体在受凉、淋雨、过度劳累时，全身或呼吸道局部的免疫力降低，原来存在于上呼吸道部位的或从外界侵入的病毒或细菌就趁机迅速繁殖，引起上感。尤其是老幼体弱或本身有慢性呼吸道疾病者更容易患上感。

● 上感的传染源和传播途径是什么？

上感的传染源主要是那些正患该病的病人，一些虽然没有症状但已感染致病病毒或细菌的人也是传染源。上感属呼吸道传染病，传播途径主要是经呼吸道空气飞沫传播；另外，密切接触亦可传播。

（1）空气飞沫传播：上感病人在患病期间，咳嗽、打喷嚏时喷出含有大量致病病毒或细菌的雾，这种雾在空气中形成很小的飞沫。飞沫可以长时间地飘浮在空气中，当健康人吸入这样的空气时，这些病毒或细菌就会在新主人的上呼吸道定居下来，并大量繁殖。如果机体免疫力比较低，就会被传染上。

（2）密切接触传播：因为病人的上呼吸道分泌物中含有致病病毒或细菌，所以共用洗脸毛巾、脸盆也会造成传播。

另据调查，病人的手往往聚集大量致病病毒或细菌，握手或触及病人手污染过的物品后又摸自己的鼻子或挖鼻孔则造成了密切接触传播。

● 上感有什么症状？

根据病因不同、部位不同，上感的症状也不相同。

1. 急性鼻炎

急性鼻炎俗称“伤风”。大多数由鼻病毒引起，其次由副流感病毒、冠状病毒等引起。起病较急，初期鼻内有痒感、打喷嚏，随即出现鼻塞、流清鼻涕，2～3 天后鼻涕变稠。也可能有流泪、吃饭没味、呼吸不畅、全身不适，一般无发热，或仅有低热，轻微头痛。检查会发现鼻黏膜充血、水肿。一般 1 周左右就可完全恢复健康。

2. 病毒性咽炎、喉炎

（1）急性病毒性咽炎：多由鼻病毒、腺病毒等引起，咽部发痒和灼热感，疼痛不突出；当吞咽疼痛时常常提示合并了链球菌感染。咳嗽少见，可有发热和乏力，检查会发现咽部充血和水肿。

（2）急性病毒性喉炎：主要特点是声音嘶哑、讲话困难、咳嗽时咽喉部疼痛，常常伴有发热，病人甚至感觉呼吸困难、呼吸有喘息声。

3. 疱疹性咽峡炎

疱疹性咽峡炎常由柯萨奇病毒引起，表现为明显的咽部疼痛、发热，检查会发现咽部充血，咽、扁桃体、腭垂表面有灰白色疱疹及浅表溃疡，周围有红晕。疱疹性咽峡炎病程为1周左右，多发于儿童，夏季常见。

4. 咽结膜热

咽结膜热表现为发热、咽痛，眼睛怕光、流泪，咽及眼结膜充血发红。常常发生于夏季，儿童游泳后多见。

5. 细菌性咽－扁桃体炎

细菌性咽－扁桃体炎多由肺炎链球菌等引起，起病急，明显咽痛、怕冷、高热，检查会发现扁桃体肿大、充血。

● 什么是流感？

流感是流行性感冒的简称，是由流感病毒引起的急性呼吸道传染病。流感比上感凶险得多，来势凶猛、传播迅速、症状重、病死率高，常常引起某片区流行，甚至全世界大流行。但是，二者传播途径、防治方法都大同小异。

● 流感病毒有什么特点？

流感病毒分甲、乙、丙3型，其中甲型为人类流感的主要病原。20世纪曾发生的4次世界大流行均由甲型流感病毒引起。流感病毒的最大特点是易于发生变异，让人类防不胜防的同时又苦于没有特效抗病毒药物治疗，对居民的身体健康造成危害。流感病毒不耐热，对紫外线和常用的消毒剂都敏感。所以对流感病人的衣物、被褥进行水煮或太阳晒都可以达到消毒的目的。

● 流感有什么流行特征？

流感病毒传染性很强，加上以呼吸道飞沫传播为主要传播方式，很容易引起流行。流感一般多发生在冬季，往往在2～3周时间发病人数达到高峰，主要发生在学校、单位、工厂等人群聚集的地方。流行后期，儿童和老年人常常并发肺炎，有较高的病死率。一次流行常持续1～2个月。流行过后，人们获得一定的免疫力。但由于流感病毒经常发生变异，变异后流感病毒可以引起新一轮流行。

● 流感有什么症状？

由流感病毒引起的流感比上感症状重，主要为突然起病的高热、寒战、头痛、肌肉痛、全身不适，流鼻涕、流眼泪的症状相对较轻；少数病人表现为恶心、呕吐、腹痛、水样便。没有并发症的病人，一般发热3～5天开始恢复，而且恢复彻底。但是，年幼和老年流感病人或其他免疫力较差的人如果没有得到及时有效的治疗，病情可继续发展，出现高热不退、全身衰竭、剧烈咳嗽、血性痰液等症状。

● 怎样区分上感和流感？

一般人是分不清上感和流感的，因为它们都具有流行性，症状都差不多。在流感流行时，相当多的流感病人症状没有上面描述的那么严重，这些轻型流感与上感极为相似，往往难以区别。要确诊流感，最有力的证据是取病人的鼻、咽部的涂片标本，在实验室里分离鉴定出流感病毒。所以管它是流感还是上感，患了病及时到医院治疗是必要的。

●患上感在什么情况下需要到医院诊治？

身强力壮的年轻人免疫力强，有时候，当出现嗓子发炎、咽痛、打喷嚏、流鼻涕时，多喝些开水，这些症状会在不知不觉中渐渐消失。老百姓说自己扛过去了。是的，我们的机体具有一定的防御功能，扛过去了，这是机体在这场与病毒或细菌的斗争中取得了胜利。但是，人食五谷生百病，有时候不能硬扛着，拖久了，反而容易使症状加重，更难治疗，还要花更多的钱。所以，患了上感还是应该及时到医院就诊，在药物的帮助下，战胜疾病。一般情况下，以下几种情况需要尽快看医生：

（1）老年人、小孩、体质较弱的人出现上感症状，如咽痛、咳嗽、发热时应尽快到医院就诊。老年人和小孩对疾病的免疫力与年轻人相比要差一些，病程进展快、恢复慢，而且容易出现并发症和继发症，如上感并发气管炎、支气管炎，继发病毒性心肌炎、急性肾小球肾炎；流感继发病毒性肺炎等，那就需要住院输液治疗了。据调查，在流感流行期间，出现并发症的多是儿童和老年病人，病死率较高。平时体质较弱的人更容易患上感，且症状相对较重，应及时就诊。

（2）有其他基础性疾病的人出现上感症状应积极就诊。比如有些人本身患有糖尿病、冠心病、慢性支气管炎等疾病，如未及时有效治疗上感往往会诱发或加重原有疾病。

（3）出现较严重的上感症状，如咳嗽、咽痛并伴有发热，应尽快就诊，即使是年轻人。

● 如何预防上感和流感？

（1）社区或单位有上感或流感流行时，应尽量减少到人群聚集的地方聚会、聊天。

（2）锻炼身体，增强体质，提高机体防御疾病的能力及对寒冷的适应能力。

（3）老、幼、弱者应根据天气变化及时添加衣物。

（4）预防流感可以在每年的流行季节前即秋季接种流感疫苗。

● 上感或流感病人应注意什么？

（1）及时隔离自己。为保护他人应相对隔离自己一些日子，减少近距离接触家里老人和孩子的机会。

（2）随身常备些卫生纸，在打喷嚏时用纸遮住口和鼻，咳嗽吐痰时用纸包裹痰液后丢进垃圾桶内，不要随地吐痰，不对着人大声说话、咳嗽、打喷嚏。

（3）勤洗手。

● 家里有人患上感或流感时如何保护自己？

（1）尽可能避免近距离接触病人。负责护理病人的人员可以戴一次性口罩遮住口和鼻，家人不使用病人的洗脸毛巾擦手或洗脸。

（2）多开窗通气。有条件的话可以在房间喷洒消毒药品（如过氧乙酸）进行空气消毒。

(3) 勤洗手，并改掉随时用手摸口、鼻的坏习惯。

● 什么是流感疫苗？

流感疫苗是一种预防流感的药物。它是根据世界卫生组织（WHO）的推荐，并经国家食品药品监督管理局批准生产的。通过注射预防针来预防“今冬明春”可能流行的流感，是预防流感最经济有效的方法。流感的流行季节主要是冬、春季节，所以注射流感疫苗要在流行季节前1～2个月，以9～10月注射为正当时。流感疫苗需要每年接种，城市社区卫生服务中心或疾病预防控制中心均可接种。

● 哪些人是流感疫苗的主要接种对象？

(1) 65岁及以上的老年人。

(2) 慢性心、肺、支气管疾病病人。

(3) 慢性肾功能不全病人。

(4) 糖尿病病人。

(5) 免疫功能低下者。

● 哪些人不能接种流感疫苗？

(1) 对鸡蛋过敏者不能注射流感疫苗。

(2) 孕妇不能接种流感疫苗。

(3) 发热、患急性疾病（包括上感）者不能接种流感疫苗，但在痊愈后可以接种。

● 接种流感疫苗后就不患上感了吗？

预防流感的基本措施是接种流感疫苗。实践证明，接种流感疫苗在预防流感的流行、减轻流感病人的症状方面功不可没。但是，并不是说接种了流感疫苗后这一年里就不患上感了。由上面的内容我们知道，流感和上感其实是由不同的病毒引起的，注射了流感疫苗并不能保证接种者不患上感。

● 什么是甲型 H1N1 流感？

甲型 H1N1 流感是由变异后的新型甲型 H1N1 流感病毒所引起的急性呼吸道传染病，早期被称为猪流感。与以往或目前的季节性流感病毒不同，该病毒毒株包含有猪流感、禽流感和人流感三种流感病毒的基因片段。人群对甲型 H1N1 流感病毒普遍易感，并可以人传染人。甲型 H1N1 流感病毒通过飞沫、气溶胶等，直接接触或间接接触传播。临床主要表现为流感样症状，少数病例病情重，进展迅速，可出现病毒性肺炎，合并呼吸衰竭、多器官功能损伤，严重者可能导致死亡。甲型 H1N1 流感是可防、可控的，目前预防甲型 H1N1 流感的疫苗已投入使用，实践证明该疫苗安全可靠。

● 甲型 H1N1 流感与其他流感有什么不同？

下表为甲型 H1N1 流感与另外两种流感的异同。

表1　甲型H1N1流感、普通流感与禽流感的比较

	甲型H1N1流感	普通流感	高致病性禽流感
传播途径	该病毒非常活跃，可由人传染给猪，猪传染给人，也可在人群间传播。人群间传播主要是以感染者的咳嗽和喷嚏为媒介	人际传播，空气飞沫传播为主。流感病人及隐性感染者为主要传染源。发病后1～7天有传染性，病初2～3天传染性最强	高致病性禽流感病毒迄今只能通过禽传染给人，不能通过人传染给人
症状	体温突然升高，常超过39摄氏度，肌肉酸痛感明显增强，伴随眩晕、头痛、腹泻、呕吐等症状或其中部分症状	普通人流感与人感染甲型H1N1流感后的症状相似	感染后的症状主要表现为高热、咳嗽、流涕、肌痛等，多数伴有严重的肺炎，严重者心、肾等多种器官衰竭导致死亡
病毒	H1N1	冠状病毒	H5N1
潜伏期	新型H1N1流感病毒可能在人体潜伏7天后才出现病症	流感的潜伏期为1～4天，平均为2天	人禽流感潜伏期一般为1～3天，通常在7天以内
病死率	来自世界卫生组织的统计显示，甲型H1N1流感的病死率为1.2%	普通流感可以致死，但病死率较低。季节性流感病死率为0.2%～0.3%	人禽流感的病死率高达61%；病程短，一般感染后十几天内就会死亡，死亡者多为年轻人
易感人群	甲型H1N1流感致死者年龄绝大多数在20岁至45岁之间，属于青壮年	老年人，患有肝脏、肾脏、心脏等慢性病的人群最易感染，以及经常接触流感人群的医护人员，儿童	在已发现的感染病例中，13岁以下的儿童所占比例较高，病情较重，其属于易感人群
防治疫苗	世界卫生组织： 中国目前的疫苗使用情况符合世卫组织预期，事实证明安全有效	已研制出可预防流感的疫苗，接种时间多为每年9～10月，每年接种1次	各国已经在研制预防高致病性禽流感的疫苗

● 甲型H1N1流感有什么传播特点？

甲型H1N1流感在人群间传播主要以空气飞沫传播为

主。感染者咳嗽和打喷嚏喷出的飞沫中含有大量的病毒，飞沫能够长时间在空气中飘浮，健康人吸入带有病毒的空气后，引起感染，在人群密集的环境中更容易发生感染。目前越来越多的证据显示，密切接触也可以引起感染。微量病毒可留存在桌面、扶手、电话机或其他平面上，再通过手与眼、鼻、口的接触来传播。即如果接触带有甲型 H1N1 流感病毒的物品，而后又触碰自己的眼睛、鼻腔和口腔，也会受到感染。感染者有可能在出现症状前感染其他人，感染后一般在 1 周或 1 周后发病。

● 甲型 H1N1 流感在我国的流行趋势怎样？

甲型 H1N1 流感自 2009 年 3 月在墨西哥暴发以来，已经席卷全球。我国也于 2009 年 5 月出现了首例甲型 H1N1 流感病人，此后，甲型 H1N1 流感蔓延至全国多个省市。随着政府对疫情的高度重视，对甲型 H1N1 流感病人和疑似病人采取隔离治疗、跟踪监测等措施，目前甲型 H1N1 流感疫情已被基本控制。用于预防甲型 H1N1 流感的疫苗也已经广泛使用。有专家指出，目前病毒基因测序未发现明显变异，近期不会再出现大范围的暴发流行。

● 甲型 H1N1 流感有什么症状？

甲型 H1N1 流感潜伏期为 1～7 天。人感染甲型 H1N1 流感病毒后的早期症状与普通流感相似，包括发热、咳嗽、咽痛、头痛、发冷和疲劳感等，有些还会出现腹泻或呕吐、肌肉酸痛、眼睛发红等。最明显的症状是，体温突然超过

39 摄氏度，肌肉酸痛感明显增强，伴随有眩晕、头痛、腹泻、呕吐等症状或其中部分症状。如果个体身体素质不是很好，平时免疫力低下，病情可迅速发展，来势凶猛，突然高热（体温超过 39 摄氏度），甚至继发严重肺炎、急性呼吸窘迫综合征、肺出血、胸膜腔积液（胸水）等并发症，进而危及生命。

● 遇到甲型 H1N1 流感一般如何处理？

根据病人或疑似病人的身体状况和病情应采取恰当的措施。对轻症病人和疑似病人，应采取适当的隔离措施，注意休息和补充营养，可服用一些防治流感的中药药剂；对确诊病人，则应进行隔离治疗；而对体质较差的病人或危重病人，则应住院隔离治疗。

● 如何预防甲型 H1N1 流感？

预防甲型 H1N1 流感要做到“勤洗手、捂口鼻、少摸脸、避病人”。其具体措施如下：

（1）勤洗手，养成良好的个人卫生习惯。

（2）睡眠充足，多喝水，保持身体健康。

（3）保持室内通风和室内卫生，普通家庭可用消毒剂作为日常用品消毒。

（4）做饭时生熟要分开，猪肉烹饪至 71 摄氏度以上，可以完全杀死甲型 H1N1 流感病毒。

（5）避免接触生猪或前往有猪的场所；流感流行季节少去拥挤的、不通风的公共场所。

（6）咳嗽或打喷嚏时用纸巾遮住口鼻，如无纸巾不宜用手，而应用肘部遮住口鼻；避免接触出现流感样症状的病人。

（7）公共场所或乘搭公共交通工具时宜戴上口罩，尤其是有呼吸道感染症状或发热的病人和需照顾有呼吸道感染或发热病人的人员。

（8）常备预防或治疗上感的药物，一旦出现流感样症状（发热、咳嗽、流涕等），应尽早服药对症治疗，并尽快就医，不要上班或上学，尽量减少与他人接触的机会。

（9）对于高危地区的高危人群，如公共服务人员和一线医疗卫生人员，托幼机构教职工和中小学校学生及教职工，慢性呼吸系统疾病和心脑血管疾病等慢性病病人，可注射甲型 H1N1 流感灭活疫苗。

● 什么是流行性腮腺炎？

流行性腮腺炎简称流腮或腮腺炎，就是常说的“痄腮”或“大嘴巴”，是由腮腺炎病毒引起的急性呼吸道传染病。这种病好发于儿童和青少年，也可见于成人。发病的特征为发热及腮腺非化脓性肿胀、疼痛。腮腺炎病毒还能侵犯各种腺组织或神经系统及肝、肾、心脏、关节等器官，因此，还会引起睾丸炎、脑膜脑炎、胰腺炎等并发疾病。

● 流行性腮腺炎的症状有什么特点？

病人体质不同，临床症状有些差异。一般发病比较急，发热、头痛、咽痛、食欲不佳、恶心、呕吐及全身疼痛等，体温为38～40摄氏度不等。成人病情一般严重些。上述病状出现几小时或1～2天后，出现腮腺肿大，通常一侧腮部先肿大，1～4天后（偶尔也有1周后）另一侧腮部也肿大；也有两侧同时肿大的，就像打肿脸的胖子。一般以耳垂为中心，向前、向后及向下发展，形如梨子，但边界不清楚。当腺体肿胀明显的时候，出现胀痛以及感觉过敏，局部皮肤紧绷发亮，表面有发热感，但是并不发红。张口咀嚼以及进食带酸味食物的时候，疼痛更厉害。

也有些病人的症状并不典型，没有腮腺肿胀，只以单纯的睾丸炎、脑膜脑炎等症状出现；也有病人仅能发现舌下或颌下肿胀。颌下腺肿大的病人，表现为颈前下颌肿胀并可触及肿大的腺体。舌下腺肿大的病人，可见舌及口腔底肿胀，并出现吞咽困难。

● 流行性腮腺炎的病程有多长？

流行性腮腺炎的潜伏期为8～30天，平均18天。大多数病人没有前驱症状，常以耳下部肿大为首发病症。部分病人出现短暂的（数小时至2天）头痛、发热、肌肉酸痛、食欲不佳等症状，几小时或1～2天后，腮腺明显肿大。多数病人腮腺肿胀、疼痛在1～3天达到高峰，持续4～5天，之后就会逐渐消退而恢复正常。整个病程持续10～14天。

● 流行性腮腺炎的流行情况有什么特点？

流行性腮腺炎在世界各地都有流行，一年四季均可以发病。温带地区以春、冬季节最多，夏季较少；热带地区没有明显的季节性差异。国内多发于冬、春两季。病人主要是儿童，免疫力低下的成人也可能发病。托儿所、幼儿园、部队、流动人口聚居区以及人群拥挤尤其卫生状况较差的公共场所中容易造成流行或者暴发。

● 哪些人容易患流行性腮腺炎？

通常人群普遍易患流行性腮腺炎。1 岁以内的婴儿由于从母亲获得免疫，所以发病的比较少。该病有个特点，不管是具有流行性腮腺炎典型症状的病人，还是不具有典型症状的病人，甚至是隐性感染者（已经感染，但是没有临床症状），患病后，体内可以获得持久的免疫力，再发病的人极少见。因此，90％的病人为1～15岁的儿童和青少年，尤其集中在 5～9 岁的儿童。80％左右的成人由于曾经显性或者隐性患过该病，因此发病率比较低；但近年来发病有增加的趋势，而且成人病人中，男性居多。

孕妇容易患此病。患病后可通过胎盘传染给胎儿，导致胎儿畸形或死亡，流产的发生率也会增加。

● 流行性腮腺炎是如何传播的？

流行性腮腺炎与其他呼吸道疾病相似，是因说话、咳嗽、打喷嚏而通过飞沫、唾液等传播。早期病人和隐性感染者是传染源。由于隐性感染的人没有症状，容易被忽略而不易隔离，因此传播的危险性更大，传播范围也更广。病毒在人的唾液中存在的时间长，从腮腺肿大前 7 天到肿大后 9 天均能检测出病毒，因此在这两周多时间内病人具有高度的传染性。

● 流行性腮腺炎会并发哪些疾病？

有些人认为流行性腮腺炎是很常见很轻的疾病，过一段时间，该病会自然消退，常常不予重视。但实际上，流行性腮腺炎是全身感染性疾病，腮腺炎病毒经常入侵到其他组织和器官，可能造成脑膜脑炎、脑炎、耳聋、睾丸炎、卵巢炎、胰腺炎、肾炎、心肌炎等，因此，不可轻视。

● 腮腺肿大就是流行性腮腺炎吗？

腮腺肿大不一定就是流行性腮腺炎，如化脓性腮腺炎亦可引起腮腺肿大。颈部和耳朵前面的淋巴结发炎，容易误认为腮腺肿大，其肿大部位并不以耳垂为中心，而仅仅局限于颈部或耳前部，呈核桃状，比较坚硬，边缘清楚，压痛明显，有时肿块还可以活动。如果是化脓性腮腺炎，常常仅为一侧肿大，而且局部皮肤发红，有波动感，口腔中有脓液流出。化脓性腮腺炎主要是机体免疫力下降、细菌感染的结果，各个季节都可发病。另外，还有其他原因造成腮腺肿大。因此，家人或自己的腮腺肿大时，最好到正规医院检查确诊和治疗。

● 家里有人患了流行性腮腺炎该怎么办？

首先应及时陪病人到就近的社区卫生服务中心就诊，听从医生安排；对于有并发症的病人应转入上一级医院住院隔离治疗。

如果病人在家中休养，病人应该卧床休息。儿童暂时不能去上学，成人暂时不要工作，尽量避免与他人接触。勤刷牙、勤漱口（最好用淡盐水漱口），保持口腔清洁。饮食需要调理，以软的食物和液体食物为主，比如汤、粥等，避免带酸味的食物。饮水要充足，进食要足量。

病人和护理的家人最好戴上口罩，避免病人在说话、咳嗽、打喷嚏时通过飞沫、唾液传播给健康人。家中经常通风换气，被褥、衣物经常清洗日晒，可用食用醋熏蒸病人居住的房间，病人使用后的毛巾要用消毒剂或煮沸处理。

● 密切接触了流行性腮腺炎病人该怎么办？

对于密切接触了流行性腮腺炎的人，比如与病人是同一个幼儿园或学校的同一个班级的同学，尽管不需要隔离，但也需要医学观察 21 天，尽量不要到公共场所，也不要跟其他人接触。一旦发现自己被传染了，应立即隔离治疗。在观察期间可以紧急注射腮腺炎疫苗或服用板蓝根预防。

● 怎样预防流行性腮腺炎？

最好的办法是在健康的时候注射流行性腮腺炎疫苗。免疫后，人体内就会产生一种叫抗体的东西，有了这个抗体，至少可以保证 9 年左右不患该病。目前，常常把流行性腮腺炎疫苗与麻疹、风疹疫苗混合在一起，称为三联疫苗，可以同时预防三种传染病。三种疫苗互不干扰，效果令人满意。但该疫苗不能用于孕妇、免疫力低下者以及对鸡蛋过敏者。

也可以采用药物预防。在流行季节，服用板蓝根或金银花，有一定的预防效果。

而当身边已有亲友或同事感染时，除病人应隔离治疗外，预防的重点应该是对易感者如儿童、老年人、体质较差者应用疫苗进行主动免疫。

● 患了流行性腮腺炎有后遗症吗？

患了流行性腮腺炎一般不会有后遗症。流行性腮腺炎的预后比较好，即使还并发了睾丸炎、脑膜炎等。如果能得到及时治疗，病人很少会死亡，也很少有后遗症。但孕妇在妊娠早期感染流行性腮腺炎病毒，会引起胎儿畸形或者死亡。

● 什么是流脑？

流脑是流行性脑脊髓膜炎的简称，是由脑膜炎奈瑟菌引起的一种化脓性脑膜炎，属于呼吸道传染病。冬、春季节是流脑的高发季节。患病者多是儿童。部分病人突然起病，可迅速致死。我国各地均有本病发生。

● 脑膜炎奈瑟菌有什么特性？

脑膜炎奈瑟菌对外界的抵抗力很弱，干燥、寒冷、热都会要了它的命。在室温中，3个小时即可死亡。脑膜炎奈瑟菌对消毒剂也很敏感，75%的医用酒精可迅速致死。可别小看这些脑膜炎奈瑟菌，它除了引起化脓性脑膜炎外，还可以引起肺炎、心包炎、骨髓炎、关节炎、眼内炎等，统称为脑膜炎奈瑟菌病。

● 流脑在我国的流行情况怎样？

人群对脑膜炎奈瑟菌普遍容易感染。一般来讲，新生儿从妈妈那里获得了对流脑的免疫力，随着年龄的增加，这种特异性的免疫力逐渐降低，2岁左右降到最低。随着接种流脑疫苗以及隐性感染而获得免疫力，到20岁时达到最高。因此，流脑主要威胁儿童的生命安全。以5岁以下尤其是6个月至2岁的婴幼儿发病率最高。大城市流脑发病分散，以2岁以下儿童发病最高；中小城市以2～9岁儿童最高；偏僻地区一旦发生流行则为暴发性，各个年龄段都可发病。

近几年流脑在我国的流行情况是：

(1) 全国各地均有发病：通常大城市较少，小城镇发病较多，山区及偏僻农村可多年无病人，但一旦有传染源介入，则引起暴发流行。

(2) 全年都可发病，但又有明显的季节性，多发生在11月到第二年5月期间，3、4月份为高峰。形成季节高峰的主要原因是：冬、春季节气候寒冷，人们的呼吸道免疫力减弱，室内活动多，空气流通不畅，阳光缺少等。

(3) 儿童多发。

● 隐性感染是什么意思？

传染病是由病原微生物和寄生虫感染人体后产生的有传染性的疾病。这些病原微生物包括病毒、细菌、真菌等。这些病原体通过各种途径进入人体后就开始了感染过程。机体是有一定防御功能的，但也不是铜墙铁壁，感染后的表现主要取决于病原体的致病力和机体的免疫力。免疫力差、被病原体战胜了的患病，医学上叫显性感染；有一些病原体与人体和平相处下来，使这些人成为病原携带者，医学上称病原携带状态；最常见的是隐性感染，即病原体侵入机体后，不引起任何症状或仅仅引起轻微的人体组织损伤，人在不知不觉中就打败了这些入侵者，消灭了它们的同时人体还产生了一种特异性的免疫力。如果以后遇到这种病原体，这种特异性的免疫力就会显出威力消灭病原体。

● 流脑的传染源是什么？

人类是流脑唯一的传染源。病菌存在于病人或带菌者的鼻咽部，通过咳嗽、打喷嚏排出。

(1) 流脑病人：病人从潜伏期末开始到发病后 10 天内具有传染性，正在患病的流脑病人是传染源。

(2) 隐性感染者：脑膜炎奈瑟菌隐性感染者也是流脑的重要传染源。本病的隐性感染率高，感染后细菌寄生于正常人的鼻咽部，不引起症状而使其成为带菌者，且不易被发现。在流脑流行期间，这样的隐性感染者在人群中可高达 50%。

● 流脑的传播途径是什么？

脑膜炎奈瑟菌主要经咳嗽、打喷嚏借飞沫直接从空气传播，进入呼吸道引起感染。脑膜炎奈瑟菌对外界的抵抗力极弱，所以通过玩具、日常用品等间接传播的可能性极少。但是密切接触，如同睡、怀抱、亲吻等对 2 岁以下儿童的发病有重要意义。

● 脑膜炎奈瑟菌进入鼻咽部后与人体较量的结果如何？

脑膜炎奈瑟菌通过呼吸进入人的鼻、咽、喉部，病情的发展取决于人体的防御功能和细菌的毒力。如果人体免疫力强，则入侵的病原菌被迅速消灭；若免疫力较弱，则病原菌在鼻咽部繁殖，60％～70％的人成为无症状带菌者，一部分表现为上呼吸道炎而自愈。只有在极少数的情况下，当人体免疫力明显低下或细菌毒力较强时，细菌从鼻咽部进入血液循环，进入人体内部，表现为皮肤出血点，继而侵犯脑脊髓，形成化脓性脑脊髓膜炎。这种情况占感染者的1％左右。

● 流脑有哪些临床症状？

流脑分为普通型、暴发型、轻型，其中普通型占全部病例的90％以上。

1. 普通型

（1）前驱期（上呼吸道感染期）：一般为1～2天，可有低热、咽痛、咳嗽等上呼吸道感染症状。多数病人前驱期不明显。

（2）脓毒症（败血症）期：突发或前驱期后突然寒战、高热，伴头痛、肌肉酸痛、食欲减退和精神萎靡不振。小儿则哭闹不止，因皮肤过敏而不让家长抱，有时伴惊厥等。大部分病人有大小不一的皮肤淤点或淤斑，开始颜色鲜红，后为紫红色。多数病人1～2天后进入脑膜炎期。

（3）脑膜炎期：病人剧烈头痛、频繁呕吐、狂躁、血压升高、脉搏减慢。脑膜炎特征性表现为颈后疼痛、颈项强直、角弓反张（背肌痉挛，头和下肢后弯而躯干向前成弓形的状态）等，病情严重者意识不清、抽搐甚至昏迷。小儿脑膜炎症状常常不典型，除高热、呕吐、拒食、烦躁及啼哭不安外，惊厥、腹泻、咳嗽多见。经过合理治疗，病变停止发展，通常2～5天内进入恢复期。

（4）恢复期：病人体温渐渐降至正常，意识逐渐恢复，皮肤淤斑、淤点消失，大的淤斑坏死者形成溃疡、结痂，病人可以吃饭和安稳入睡，一般1～3周可以痊愈。

2. 暴发型

少数病人起病急骤、病情凶险，如得不到及时治疗可在24小时内死亡。本型以儿童多见。

（1）脓毒性休克型：除普通型的表现外，病人短期内出现循环衰竭，表现为面色苍白、四肢冷、口唇发紫、皮肤花纹、血压明显下降或不能测出、少尿或无尿，但脑膜炎刺激征不明显。

（2）脑膜炎型：除高热、淤斑外，病人意识障碍加深，迅速进入昏迷，惊厥频繁，血压升高，心率减慢，瞳孔忽大忽小或一大一小。严重者发生脑疝，病人肢体瘫痪。病人可因呼吸衰竭而死亡。

3. 轻　型

本型多见于流脑流行后期。病人受感染后表现为低热、轻微头痛及咽痛等上呼吸道症状，皮肤、黏膜可有小出血点和脑膜刺激征，无意识障碍，经治疗可痊愈。

● 老年流脑病人有什么特点？

（1）老年人免疫功能低下，暴发型流脑发病率高。

（2）上呼吸道症状多见，如咳嗽、咽痛等；意识障碍明显；皮肤淤斑、淤点发生率高。

（3）病程长，并发症和夹杂症多，治疗效果差，病死率较高。

● 医生对怀疑患流脑的病人会做哪些实验室检查？

（1）抽血查血常规。

（2）做腰椎穿刺（腰穿）进行脑脊液检查。脑脊液检查是明确流脑诊断的重要检查方法，病人家属应积极配合。穿刺后病人应平卧 6～8 小时。

（3）取皮肤淤斑处的组织液进行涂片染色检查，简便易行，有助于流脑的诊断。

● 流脑有什么后遗症？

早期发现病人，早期应用抗生素治疗。流脑的后遗症已经少见。常见的后遗症有耳聋、聋哑、失明、肢体瘫痪、智力减退、精神障碍等。

● 在流脑流行季节出现哪些症状需要立即就医看病？

冬、春季节，突然出现高热、头痛、喷射性呕吐伴意识改变，皮肤出现淤点、淤斑等，应高度怀疑流脑，特别是儿童和青少年。医生会根据症状、体征，以及血液、脑脊液检查结果作出诊断。早日治疗就减少一份危险，减少一些并发症和后遗症的危险。

● 如何预防流脑？

（1）接种流脑疫苗。接种流脑疫苗是预防流脑最有效、最简便、最经济的方法。我国各省、市普遍开展了儿童流脑疫苗接种工作。家里有孩子的家长可以带上孩子的接种证到当地的接种部门咨询并接种，没有接种或漏种的及时补种。

（2）流脑流行期间，应尽量避免参加大型集会或其他集体活动，不要带婴幼儿到公共场所。外出戴口罩。

（3）流脑流行期间，免疫力低下者，如患慢性疾病者，以及与流脑病人密切接触者，可以在医生指导下服用磺胺类药物进行药物预防。

● 什么是结核病？

也许你看过古典名著或改编的电视剧《红楼梦》，认为林黛玉是为她和贾宝玉的爱情抑郁而死。实际上，根据作者曹雪芹所描写的林黛玉的病症，医学界普遍认为林黛玉是患肺结核而死。肺结核俗称“肺痨”、“痨病”，是一种慢性传染病。它在古代属不治之症，是危害人类的主要杀手之一。《红楼梦》所讲述的人和事的大时代背景是清朝，那时治疗痨病还没有特效药品。1882 年，一个叫科霍的法国医学家发现，结核病的致病菌为结核分枝杆菌。但是，当时对结核病是如何传播、如何治疗、如何预防的都仍然不知，结核病仍然在全世界广泛流行。直到 20 世纪 20 年代卡介苗的问世以及 20 世纪 50 年代有效药物不断被研制出来，结核病的流行才得到一定的控制。

近些年来，由于不少国家对结核病的忽视，以及人口的增长、人口流动性增加、艾滋病病毒（即人类免疫缺陷病毒，HIV）的传播等因素使结核病在一些国家和地区又卷土重来。1993 年，世界卫生组织宣布“全球结核病紧急状态”，确定每年 3 月 24 日为“世界防结核病日”。而我国正是结核病的重灾区，结核病严重影响着我国人民的身体健康。

结核病是由结核分枝杆菌感染引起的慢性传染病。结核分枝杆菌可能侵入全身各种器官，但主要侵犯肺（称为肺结核）。肺结核又分原发性肺结核、血液播散性肺结核、继发性肺结核、结核性胸膜炎四型。其他肺外结核有骨关节结核、结核性脑膜炎、肾结核、肠结核等。

● 结核分枝杆菌有什么特性？

通常判断一名结核病病人具不具有传染性，往往把病人吐的痰拿来检验。经过抗酸染色，如果通过显微镜检查发现细长、略微弯曲的抗酸杆状细菌，这就是结核分枝杆菌，医学上称痰涂片阳性。这表明痰中含有结核分枝杆菌，该病人就具有传染性。

结核分枝杆菌由于形状呈杆状，所以又称结核杆菌；又因它经染色后能抵抗盐酸乙醇的脱色，所以又称抗酸杆菌。结核分枝杆菌对外界的抵抗力很强，在干燥的痰中可以存活6～8个月。由此可见，随地吐痰是多么不好的卫生习惯。但是结核分枝杆菌有两怕，一怕高温煮，二怕太阳晒。所以开水煮餐具，太阳晒结核病人的被褥、衣物，可以把结核分枝杆菌杀死。

● 结核病的传染源是什么？

如上所述，只有痰涂片结核分枝杆菌阳性的肺结核病人才具有传染性，是结核病的传染源。并不是所有类型的肺结核病人都有传染性，也不是说结核病病人在其患病期间都有传染性。具有传染性的结核病病人经过正规治疗，病情得到控制，复查痰涂片再也找不到结核分枝杆菌了，就说明他不再是传染源了。

● 结核分枝杆菌是如何传播的？

结核病属于呼吸道传染病。健康的人通过呼吸吸入含有结核分枝杆菌的空气，当结核分枝杆菌到达肺部时，如果人的免疫力比较弱的话，就有可能患肺结核。

痰涂片阳性的肺结核病人是结核病的传染源，含有大量结核分枝杆菌的痰液通过咳嗽、打喷嚏、大声说话等方式经鼻和嘴喷出体外，在空气中形成飞沫。较大的飞沫很快落在地上，而较小的飞沫蒸发为含有结核分枝杆菌的小微粒。这种小微粒非常小、非常轻，可以长期悬浮在空气中，健康的人吸入肺里就有可能引起感染。另外，含有结核分枝杆菌的痰液干燥后，结核分枝杆菌可以黏附在扬起的灰尘上，人吸入这样的灰尘同样危险。1名传染性肺结核病人在整个病程中平均可以感染10～12名健康人。

● 结核病在我国的流行情况如何？

结核病疫情近些年来有抬头趋势，在我国呈现如下疫情特点：

（1）高患病率。据世界卫生组织评估，目前我国结核病年发病人数约为130万，占全球发病人数的14%，位居全球第二位。近年来，我国每年报告肺结核发病人数约为100万，始终位居全国甲乙类传染病的前列。

（2）高耐药率。耐药就是结核分枝杆菌对治疗结核的药物产生了耐受。也就是说，细菌对药物不敏感，甚至产生了抵抗力，使药物起不到杀死它的目的。我国每年新发肺结核病人数约为12万，未来数年内可能出现以耐药菌为主的结核病流行态势。

（3）高死亡率。全国每年因结核病死亡的人达13万，这是因其他传染病和寄生虫病死亡人数总和的2倍。

（4）农村疫情高于城市。从全国范围来看，农村结核病患病率是城市的2倍。

（5）青壮年结核病患病和死亡比例高。在我国，青壮年结核病人数占病人数的一半以上，其死亡人数占结核病死亡人数的48%。青壮年是家里的顶梁柱，一般都上有老下有小，一旦患上较严重的结核病，往往影响家里的经济收入。

（6）艾滋病的出现加重了控制结核病的难度。艾滋病离我们并不遥远，艾滋病感染者由于其免疫系统受到损害，免疫力降低，很容易并发其他感染性疾病。艾滋病病毒和结核分枝杆菌双重感染给结核病的控制带来了很大困难。

● 肺结核病人有什么症状？

肺结核起病缓慢、病程长，早期往往因病变较小而没有任何症状，经X线健康检查才被发现。有些病人以突然咯血被发现，少数病人起病急，以高热为主要症状，到医院检查往往是急性粟粒性肺结核。

肺结核病的主要症状有咳嗽、咳痰、痰中带血丝、咯血、午后低热、盗汗、体重减轻等，病人感觉乏力、食欲缺乏，妇女可有月经失调或闭经；当病变炎症波及胸膜时，胸部有刺痛感，并随呼吸和咳嗽而加重；患慢性重症肺结核时，呼吸功能减弱，病人感觉胸闷、呼吸困难。

● 什么是咯血？

咯血是指喉部以下的呼吸器官出血，经咳嗽动作从口腔排出。喉部以下的呼吸器官包括气管、支气管和肺。当这些部位的血管因种种原因破裂后，可使痰中带血丝或小血块。空洞型肺结核可引起大量出血，咯出的血颜色鲜红。肺结核是最常见的咯血原因之一。

● 结核病的症状中盗汗是什么意思？

“盗”就是偷的意思，一般小偷喜欢夜深人静的时候偷东西。这里把“盗”字借用过来，盗汗就是夜间入睡后出汗，醒后出汗就停止。病人往往是睡醒后才发现头发、衣被被汗液打湿。盗汗是结核病的重要征象。但是盗汗者不一定都有结核病，比如儿童缺钙的话，夜间也容易出现盗汗现象。

● 怀疑患了肺结核应该怎么办？

咳嗽、咳痰 3 周以上，或有咯血、血痰症状者，如果同时伴有低热、夜间盗汗、疲乏无力、体重减轻等症状应高度怀疑患了肺结核。有以上症状者应主动到当地的结核病防治机构或定点医疗机构进行检查，一旦明确诊断应及时进行治疗。

● 肺结核常用的检查方法有哪些？

（1）X 线检查。胸部 X 线检查不但可以早期发现肺结核，而且可以确定病灶的部位、性质、范围。在肺结核病人的治疗过程中通过胸部 X 线摄影了解病情发展以及治疗的效果。这种检查方法费用较少，病人易于接受，是肺结核的常规检查方法之一。胸部 CT 可以发现较小的病变，但费用较高，不作为常规检查方法。

（2）结核菌素试验。结核菌素试验在前臂掌侧做皮内注射，注射后 72 小时测量注射部位皮肤硬结的直径，直径大于0.5厘米，就是阳性；直径在2厘米以上或皮肤发生水疱，为强阳性。阳性有以下意义：①表明受试者就是结核病病人；②表明受试者曾受到结核分枝杆菌感染但没有发病；③受试者曾接种过卡介苗。由此可见，在肺结核的诊断过程中，结核菌素试验只能作为参考。

(3) 痰涂片检查。痰结核分枝杆菌检查简便易行，只要痰中查出结核分枝杆菌，就可以确诊患了肺结核。这是诊断肺结核的“金指标”。但是，痰涂片阳性率较低，也就是说，本来痰中有结核分枝杆菌，因种种原因没有发现它的比例较高。

● 你知道我国对肺结核病人实行免费检查和治疗吗？

国务院制定的《全国结核病防治规划（2011—2015年)》中要求：“各级各类医疗机构要切实落实肺结核患者或疑似患者的报告和转诊制度，定点医疗机构根据国家有关规定为肺结核可疑者免费提供痰涂片、胸部X线检查等诊断服务”；“定点医疗机构要对肺结核患者实行规范化治疗，负责提供一线抗结核药品和随访检查。”

● 肺结核病人到哪里进行免费检查和治疗？

我国对结核病实行预防为主、防治结合、归口管理的原则。肺结核病人需要到所在地的结核病定点医疗机构接受免费检查和治疗。

● 什么是结核病的归口管理？

在结核病防治工作中，国家要求：各级各类医疗机构，包括医院和诊所，要将发现的肺结核病可疑者和肺结核病人转到结核病定点医院进行统一检查、治疗与登记；如果病人结核病病情严重，需要住院治疗，要把病人转诊到指定的归口管理定点医院。

● 我国对肺结核病人免费检查和免费治疗的范围有哪些？

免费检查的范围包括：胸部透视、拍摄 X 线片和痰涂片检查；免费治疗的范围包括：统一治疗方案的抗结核药物。其他费用仍需自付。具体实施方案可到当地结核病防治机构咨询。

● 肺结核病人治疗期间要注意什么？

肺结核一经确诊，就要及时进行彻底治疗。正规彻底治疗必须有 6～8 个月的疗程，且需要多种抗结核药联合使用才能彻底治愈。肺结核病人治疗以不住院治疗为主，对少数危重肺结核病人可住院治疗。肺结核治疗时间长，药物毒副作用多，有些病人往往不能坚持到底，治疗半途而废。其造成的结果是：病情反反复复，体内的结核分枝杆菌耐药，这给彻底治愈造成严重阻碍。

● 结核病病人在服药治疗期间应注意哪些问题？

（1）和医生好好合作，服从国家有关结核病管理的政策、规定。

（2）了解所服抗结核药物的毒副作用，出现不良反应时及时咨询医生。

（3）按照治疗方案，全程、规律用药，一旦某日忘记服药，按医生指导及时补上。

● 肺结核病人生活中应注意什么？

（1）戒烟。吸烟会加重肺结核病情还影响治疗效果。肺结核病人不但自己不能抽烟，而且还要注意不吸“二手烟”。“二手烟”是指吸入别人抽烟时喷出的烟雾。

（2）树立战胜疾病的信心。保持心情愉快，坚信只要按照医生的治疗方案，早期、联合、适量、规律和全程用药，肺结核是可以治愈的。

（3）照顾好自己。营养要全面，除了主食米、面之外，多吃一些肉、蛋、奶、豆制品，以及新鲜的水果、蔬菜。

（4）讲究个人卫生。不要随地吐痰，即使痰涂片阴性也不要随地吐痰；不对着人咳嗽、打喷嚏。

（5）隔离。在彻底治愈之前最好自己独居一室，也就是卧室与其他人分开；居室多开窗通气，勤晒被子、褥子，因为阳光中的紫外线可以杀死结核分枝杆菌。

（6）不劳累，不熬夜，饮食起居有规律。

（7）如果痰涂片阳性，最好固定病人的餐具，包括碗、筷子、杯子，并经常对餐具煮沸消毒。

● 家里有肺结核病人怎么办？

（1）一旦家里有人出现3周以上咳嗽、咳痰或血痰应尽快到医院就诊以确定病因。

（2）在病人治疗期间，监督病人按治疗方案按时吃药，督促其及时复查。

（3）了解结核病防治知识，学会保护自己及家里未感染的亲人不被传染。

（4）给予病人足够的理解和支持，不勉强其做力所不能及的活儿。

● 如何预防结核病？

（1）及时发现并治愈传染源。

（2）保持室内空气新鲜，时常开窗通风换气；锻炼身体，增强免疫力。

（3）新生儿接种卡介苗。

● 什么是卡介苗？

卡介苗是预防结核病的针药，接种成功后使人具有对结核分枝杆菌的免疫力。从2005年6月1日起，我国对新生儿实行免费接种卡介苗。请家长们一定注意在新生儿满3个月之前到居住地的接种部门及时接种。卡介苗接种在新生儿的左上臂，接种后3周左右，接种部位出现小硬结，并逐渐发展成小脓疱，小脓疱渐渐破溃形成浅溃疡，直径约0.5厘米，溃疡持续 1～2 个月，溃疡部位脱痂仅留一个小瘢痕，就是我们经常所说的卡疤。这种局部反应和过去接种牛痘一样，是必须有的反应，否则就可能是接种不成功。

要判断卡介苗接种是否成功，可以在接种卡介苗 3 个月后到接种单位做结核菌素试验。试验结果是阳性表示接种成功，阴性则表示接种失败，应该重新补种。

● 接种了卡介苗这辈子就不患结核病了吗？

接种卡介苗可以使人体产生对结核分枝杆菌的免疫力。这种免疫力并不能预防结核分枝杆菌的感染，而只能减轻感染后的发病和病情。也就是说，接种了卡介苗后，我们仍然会被结核分枝杆菌感染，但是因为我们有一定的免疫力，可以使进入体内的结核分枝杆菌没那么猖獗，无法无天，那么就会表现为不发病，或者即使发病病情也相对轻微一些。有调查结果显示：新生儿和婴儿接种卡介苗后，比没有接种过的同龄人群结核病发病率减少 80%。而这种保护力一般可维持 5～10 年。所以，接种卡介苗预防结核病的效果是可以肯定的，但其效果也是相对的。自新中国成立以来，我国大量接种卡介苗，使儿童粟粒性肺结核和结核性脑膜炎的发病率和死亡率都大幅下降，所以对新生儿接种卡介苗还是很有必要的。

● 家里有人患肺结核，其他人需要接种卡介苗吗？

卡介苗的接种对象主要是儿童。对预防儿童结核病卡介苗效果显著，但对预防成人结核病效果不大，一般情况下不建议成人接种卡介苗。如果家里有儿童与肺结核病人一起生活，可以带儿童到疫苗接种部门做结核菌素试验，试验结果阴性者可接种卡介苗。

● 结核病除了经呼吸道传播，还可以通过其他途径传播吗？

结核病主要通过呼吸道传播，但结核病的次要传播途径是经消化道传播，也就是说，结核分枝杆菌也可以通过饮食进入人体到达食管、胃、小肠、大肠等部位。所以，如果家里有传染性肺结核病人的话，最好餐具分开使用、分开清洗，并时常消毒。

● 什么是肺炎？

肺炎就是人的肺部发生炎症，是由多种病原微生物（包括细菌、病毒等），以及物理性、化学性、过敏性等因素引起的肺部炎症，是一种常见病、多发病。

● 什么是“非典”？

“非典”是传染性非典型肺炎的简称，学名为严重急性呼吸综合征，英文缩写为SARS，读做“杀死”。它是由一种叫SARS的冠状病毒引起的急性呼吸道传染病。2002年11月起，我国局部地区才发现，主要以近距离空气飞沫和密切接触传播为主，临床主要表现为肺炎。它是一种新型传染病，具有发病急、传播快、人群普遍易感、传染性强、进展快、病情较重、病死率高、危害大等特点。

●“非典”的流行情况怎样?

“非典”首例病例于2002年11月中旬在我国的广东省佛山市被发现。2003年1月底在广州流行，2月底到3月达到高峰。随后蔓延到北京、山西、内蒙古、天津等地。2003年2月下旬开始在中国香港特区流行，后迅速波及越南、加拿大、新加坡等国。截至2003年8月流行期结束后，我国共有24个省、直辖市和自治区出现疫情，全球有32个国家出现疫情。疫情最严重的是我国、新加坡和加拿大，全球累计8422例病例，死亡916例。2003年后有少数几例散发病例报告。

该病发生在冬末春初，有明显的家庭和医院聚集现象，主要流行于人口比较密集的大、中城市，农村地区少见。

●“非典”的传染源有哪些?

目前认为传染源有以下几种：

（1）“非典”病人，尤其是急性期病人，是主要传染源。

（2）病原携带者（隐性感染者），即已感染了病原但尚未发病者。

（3）其他传染源。目前研究推测，本病可能存在其他传染源。

●“非典”有哪些典型表现?

正常人在感染上SARS冠状病毒后，根据各人的体质不同，发病时间有差异，一般潜伏期为1～16天，常见的是3～6天。一般起病比较急，常常最先出现发热症状，一般超过38摄氏度，伴有畏寒、头痛、胸痛、乏力、肌肉酸痛、咳嗽，多为干咳，少痰。有些病人腹泻，多为稀便或水样便。没有鼻塞和流鼻涕等症状。病情加重后出现呼吸急促、呼吸困难、胸闷、心慌。

●“非典”是怎样传播的？

大量调查结果提示，该病的传播途径可能是通过近距离空气飞沫传播，以及接触病人呼吸道分泌物和密切接触造成传播。传播模式为：

（1）飞沫传播：该途径为本病的主要传播途径，当病人咳嗽、打喷嚏或大声讲话的时候，病毒通过飞沫喷出，易感者因吸入了该飞沫而感染患病。

（2）直接接触传播：通过直接接触病人的痰、唾沫等呼吸道分泌物，或大小便等消化道分泌物，或直接接触病人污染的物品、用具、玩具等都可能被感染。

（3）密切接触传播：指治疗、护理、探视病人，与病人共同生活，密切接触病人的呼吸道分泌物或体液。

●哪些人容易患“非典”？

人群普遍容易感染。发病者青壮年居多，老年人和儿童较少见。由于该病具有短距离飞沫传播的特性，照顾“非典”病人的家属和与“非典”病人同病房的病人，以及治疗和护理“非典”病人的医务人员是感染该病的高危人群。

● 出现发热、咳嗽就是“非典”吗？

一般不是。发热、咳嗽是最为常见的症状，不是“非典”特有的，许多疾病都会出现，比如上感、肺炎等。不管是不是“非典”流行期间，出现病症及早就医、及早咨询是必要的。

● 怎样预防“非典”？

（1）房间经常开窗通气，保持生活、工作和学习环境中的空气流通。

（2）保持良好的个人卫生习惯，打喷嚏、咳嗽应该用纸巾遮住口、鼻；清洁鼻腔后，应该用流水洗手。

（3）勤换衣服，勤洗手，饭前便后用流动水和香皂洗手。

（4）不与他人共用毛巾。

（5）衣服、被褥、毛巾等应经常清洗，有条件的可以用消毒剂浸泡后再清洗。

（6）儿童玩具要经常清洗、消毒。

（7）增强个人体质，平时注意饮食营养均衡，不生吃肉食，不吃獾、狸等野味，多喝汤和水，注意保暖，避免疲劳，保证足够的睡眠，户外适量运动。

（8）尽量避免在春秋等疾病流行季节到人口稠密、空气流动差的公共场所；若外出应戴口罩，避免与人近距离接触。

● 麻疹是一种什么样的疾病？

麻疹是由麻疹病毒引起的一种以发热、呼吸道卡他症状和遍及全身斑丘疹为特征的急性病毒性呼吸道传染病。

● 麻疹的传播途径是什么？

在麻疹病人的鼻腔和咽喉部有大量麻疹病毒。当病人咳嗽、打喷嚏时，飞沫中带有麻疹病毒。与病人密切接触时，麻疹病毒可直接通过飞沫，经呼吸进入体内。如病人所住的房屋通风不好，空气中的病毒密度高，也可能通过间接的方式，如通过病人的玩具、书本、餐具而传染他人。另一种传染方式是通过第三者传播，接触麻疹病人者，在其手上、衣服上可带有麻疹病毒，当其与其他人接触时，可将其所带的病毒传给这些人。

● 麻疹有什么流行特征？

麻疹多发生于冬春季节，没有接种麻疹疫苗的小儿和未患过麻疹的成人均易感。麻疹的传染源为麻疹病人，在发病前 2 天至出疹后 5 天均有传染性。

● 麻疹有何症状？

1. 典型麻疹

典型麻疹有高热、皮疹及呼吸道卡他症状等炎症表现，可分为潜伏期、前驱期、出疹期和恢复期。

（1）潜伏期：平均为 10～14 天，病人可无任何症状。

（2）前驱期：2～4 天，病人出现发热、流涕、结膜炎等。口腔颊膜出现周围有红晕的灰白色小点，称科氏斑（又称麻疹黏膜斑），这是早期诊断麻疹的标志。

（3）出疹期：多在发热 4～5 天出现，持续 2～5 天不等。皮疹为玫瑰色丘疹，自耳后、发际、前额、面、颈部开始，逐渐波及躯干、四肢、手掌和脚底。出疹时体温达到高峰，皮疹出齐后体温开始下降。

（4）恢复期：皮疹色变暗，有色素沉着及糠麸样脱落；呼吸道症状减轻。若不出现麻疹并发症，病情自愈。

麻疹的并发症有肺炎、心肌炎、脑炎等。

2. 轻型麻疹

轻型麻疹病人发热低，仅 2～4 天；上呼吸道症状轻；麻疹黏膜斑不明显，皮疹少而色淡；并发症少。轻型麻疹多见于接受过麻疹疫苗接种者。

● 如何预防麻疹？

麻疹的预防采取以预防接种为主的综合预防控制措施。麻疹传播途径控制较难，大多数易感者在病人隔离前已受到感染，对病人的隔离只能起到一定作用。因此，其预防重点是提高易感人群的免疫力——接种麻疹疫苗。

按照我国儿童免疫接种程序，儿童应在满 8 个月和 1 岁零 6 个月时接种麻疹疫苗。家长应按照社区医生或疾病预防控制中心医生的预约通知及时给孩子接种麻疹疫苗。

消化道传染病篇

通过水、食物等途径进入人体消化道引起感染的传染病称为消化道传染病，即常言所说的“病从口入”。比如甲型肝炎、细菌性痢疾等均可通过饮食传播。我国是肝炎大国，特别是乙肝，发病率、患病率都高，为便于了解各型肝炎的防治方法，我们把乙型肝炎也纳入本篇。其实乙肝的传播途径很多，有哪些呢？请在书中找找看。

● 肝脏有哪些功能？

肝脏是人体的消化器官，实在是太重要了。人吃的东西，经过消化吸收，营养才能进入身体。肝脏能够分泌胆汁，胆汁里面有很多叫做“酶”的物质，它可以将吃的东西分解为很小的营养物质，这样营养物质就能被人体吸收了。

另外，肝脏还是一个解毒器官，外面进入身体的和人体自身产生的许多有毒物质，最后都可以在肝脏中化解为没有毒性的物质。

● 肝炎是怎么回事？

肝炎就是指肝脏发炎。许多病原微生物如病毒、细菌、真菌及某些寄生虫的感染都可能引起肝脏发炎；各种毒物（如砒霜）、大量使用某些药物（如异烟肼、吲哚美辛、氯丙嗪、氟烷等）、酒精中毒都可引起中毒性肝炎。由药物中毒引起的肝炎，可称为药物性肝炎；由细菌引起的肝炎，可称为细菌性肝炎；由病毒引起的肝炎，就称为病毒性肝炎。

在我国，病毒性肝炎的发病率很高，是严重危害居民健康的疾病。

● 病毒性肝炎有哪些症状？

由于每个人身体素质不同，所以感染肝炎病毒后的临床表现也不同。

常见的病毒性肝炎症状有：①食欲下降、厌油；②恶心、呕吐；③全身没有力气；④腹痛；⑤有些病人可出现肝病面容，表现为面色发黑、发黄、没有光泽、粗糙等。

● 病毒性肝炎有哪几种？

通常把引起病毒性肝炎的病毒分为甲、乙、丙、丁、戊五型。它们引起的肝炎分别称为甲型肝炎、乙型肝炎、丙型肝炎、丁型肝炎、戊型肝炎，人们习惯将其简称为甲肝、乙肝、丙肝、丁肝、戊肝。

根据肝炎病毒进入人体的途径，将病毒性肝炎分为两类：一类是经消化道传染的（如通过吃已经污染的食物而传染的），包括甲型肝炎和戊型肝炎，其主要表现为急性感染；另一类是经血液等体液的胃肠外途径传染的，包括乙型肝炎、丙型肝炎和丁型肝炎，该三种多呈慢性感染。

● 肝炎病毒是什么？

肝炎病毒是一种致病的病原微生物，它们很小，小到连借助一般的显微镜也看不见，要通过电子显微镜放大几万倍，才能看到它的庐山真面目。病毒这东西其实很简单，就是一个外壳、里面一个核心，在外界中毫无生命力，抵抗力也很弱；但是它一旦进入人体内，破坏性却非常大。它可以钻到人体的细胞里面生长繁殖，繁殖多了，破坏了被寄生的细胞，再钻入新的细胞“为非作歹”。因为它躲在细胞里，一般的抗病毒药物拿它没办法。

肝炎病毒是一组嗜肝病毒，是以损害肝细胞为主的病毒。

● 病毒性肝炎的传染源都有哪些？

（1）甲、戊型肝炎为急性期病人和隐性感染者，这两型肝炎无病毒携带状态。

（2）乙、丙、丁型肝炎主要是急慢性期病人和病毒携带者，慢性期病人尤其容易被忽视。

● 肝炎病毒是怎么进入人体的？

（1）甲、戊型肝炎急性期，病人粪便里有大量病毒。这些病毒一旦污染了饮水、蔬菜、瓜果，以及河里的贝壳类、虾、蟹或日常家庭用具，没有感染过这两型肝炎病毒的人，饮用被甲、戊型肝炎病毒污染的饮水、吃生的污染食物或接触污染的用具后，病毒随饮食进入体内，形成感染。

（2）乙、丙、丁型肝炎传播方式与甲、戊型肝炎不同。其病毒主要在血液里，其次为经血、唾液、阴道分泌物和精液。这些含有病毒的体液通过破损的皮肤或黏膜进入人体，随血液流入肝，造成感染。输入未经肝炎病毒检测的血液，有可能感染这三型肝炎病毒。所以它们的传播方式主要是经血液传播。

● 甲型肝炎如何预防？

（1）把好“病从口入”关，养成良好的卫生习惯。具体做法是：不喝生水；不吃没有煮熟的河鲜或海鲜；不吃腐败、不干净的食物；生吃的瓜果要洗净削皮后再吃；饭前便后要洗手；餐具要消毒；保护水源，防治污染等。

（2）对甲型肝炎病人要进行隔离治疗，等到没有传染性后才能回家休养、治疗，免得把疾病传染给家人、朋友。

（3）对于当地有甲肝流行的情况，易感者可在当地社区医院或疾病预防控制中心注射甲肝灭活疫苗；对于近期有与甲肝病人密切接触的情况，易感者应尽早去上述机构注射人丙种球蛋白进行应急性免疫。

● 甲型肝炎如何治疗？

甲型肝炎目前尚无特效药物治疗，主要是对症治疗，注意休息和营养补充，不要过度劳累。俗话说“三分治七分养”。另外，加以适当的饮食和药物辅助治疗，避免饮酒、过度劳累，避免滥用药物。

● 甲型肝炎病人的餐具在家里应该怎样消毒？

甲型肝炎主要通过甲型肝炎病人的粪便污染餐具或食物进行传播，因此餐具消毒是预防甲型肝炎传播的方法之一。那么一般该怎样消毒餐具呢？下面介绍常用的两种方法：

（1）湿热消毒法：煮沸是消毒餐具的一种简单可行的方法，将水煮沸 5 分钟，可使甲肝病毒失去传染性。为安全起见，一般可将病人用过的餐具加水煮沸 15～20 分钟。

（2）化学消毒法：此类消毒效果满意、速度快，餐具经它消毒后洁白光亮、无油无垢。将餐具放在消毒液中浸泡 10 分钟，用水洗干净后即可使用。具体操作可参考所购买的消毒液的产品使用说明。

另外，病人吃过的剩饭剩菜需经煮沸后再倒掉，以减少再次传播。

● 什么是乙型肝炎？

由乙肝病毒引起的病毒性肝炎称乙型肝炎，简称乙肝。乙型肝炎在我国广泛流行。人群中，乙肝病毒感染率为10%～15%，即大约有1.2亿中国人感染了乙肝病毒。

慢性乙型肝炎病人中的10%～30%可发展为肝硬化，约5%可发展为肝癌。乙型肝炎是当前危害居民健康最严重的传染病。

感染乙型肝炎主要通过输血传播、母婴传播、医源性传播、性接触传播和密切接触传播。

● 什么是“大三阳”和“小三阳”？

“大三阳”和“小三阳”是指在进行“乙型肝炎两对半”检测时出现的两种不同结果。乙型肝炎两对半是指乙型肝炎五项指标，即：①乙肝病毒表面抗原（HBsAg）；②乙肝病毒表面抗体（抗－HBs）；③乙肝病毒e抗原（HBeAg）；④乙肝病毒e抗体（抗－HBe）；⑤乙肝病毒核心抗体（抗－HBc）。医学上通常把①、③、⑤项呈阳性（＋）称为“大三阳”；把①、④、⑤项呈阳性（＋）称为“小三阳”。

“大三阳”和“小三阳”是表示感染了乙肝病毒或是携带乙肝病毒，并不能说明患了乙型肝炎，即是乙肝病毒携带者而非乙型肝炎病人。只有当“大三阳”或“小三阳”同时伴有肝炎的临床表现、有肝功能异常时才能诊断为乙型肝炎。

●“大三阳”的含意是什么？

HBsAg阳性，一般提示体内有乙肝病毒存在，现在正被感染；HBeAg阳性，是乙肝病毒的复制指标，提示乙肝病毒正在体内活跃复制，病毒含量较多，传染性相对较强；抗-HBc阳性，只提示曾被乙肝病毒感染过，现在体内也许有病毒，也许没有。

所以综合起来讲，“大三阳”的含意是现在肯定有乙肝病毒感染，并且病毒正在活跃复制，病毒数量较多，传染性相对较强。

应当指出的是，“大三阳”只能说明体内病毒的情况，而不能说明肝功能的情况，不能说明肝损害的严重程度。有人误以为“大三阳”就是肝损害很重的意思，这是错误的。肝损害的严重程度只能通过检查肝功能和B超检查等结果来确定。

●“小三阳”的含意是什么？

“小三阳”与前述“大三阳”类似，HBsAg阳性，一般提示身体现在正被乙肝病毒感染；抗-HBe阳性，提示体内的乙肝病毒复制减弱，传染性减弱，但并不是完全没有传染性；抗-HBc阳性，提示曾被乙肝病毒感染过，现在体内可能有病毒，但也可能没有病毒。

综合起来，“小三阳”提示体内感染有乙肝病毒，病毒复制减少，可能有传染性。需要注意的是，与“大三阳”类似，“小三阳”可能存在于乙型肝炎病毒携带者和乙型肝炎病人中。

乙型肝炎病毒携带者有“小三阳”，表现为肝功能正常，没有肝病相应的症状和体征，但仍有传染性。

乙型肝炎病人出现“小三阳”，一般提示急性或慢性乙型肝炎，体内有病毒复制，为乙肝病毒复制状态。但在急性期和慢性期出现“小三阳”的意义是不同的。

在乙型肝炎急性期出现“小三阳”，通常提示急性期病毒复制较慢，病情趋于好转，近期可能痊愈。

在乙型肝炎慢性期出现“小三阳”，通常有两种意义：①病毒感染由“大三阳”转为“小三阳”，表明病毒复制减少或消失，病情减轻或稳定；②病毒发生变异或感染变异病毒，常伴病情反复，进展较快，甚至发展成为肝硬化和肝癌，或出现重症肝炎。

●“小三阳”要不要治疗？

乙型肝炎“小三阳”有的比“大三阳”危险。长期以来，人们普遍认为，乙型肝炎“小三阳”病情比“大三阳”轻，无需治疗。但医学研究结果表明，这种观点并不严谨。

对待“小三阳”，有三种情况需要分清楚：

第一，如果“小三阳”DNA检测呈阴性，肝功能、B超等均长期正常，说明病毒已不复制，无传染性，所以无需隔离与治疗。这种情况占“小三阳”总数的60%～70%。目前，国内外尚无进一步治疗的方法。一味追求转阴而服用大量治疗性中、西药物只会增加肝脏负担，甚至导致不良后果。

第二，“小三阳”还有一种表现为乙肝病毒低水平复制，肝功能正常或轻度异常，称为慢性乙肝病毒残留期。这种情况约占“小三阳”总数的20%。目前，国内对此类情况最容易忽视。如果不积极治疗，任其发展，可导致肝硬化、肝癌。

第三，最严重的是乙肝病毒的高水平复制，肝功能不正常，称为“e抗原阴性的慢性乙型肝炎”。这种情况约占“小三阳”总数的10%。它的特点是病毒复制活跃、传染性强，是由乙肝病毒变异所致。这种“小三阳”反而比“大三阳”严重，其转化为肝硬化、肝癌的概率更高。这类病人应该在医生的指导下积极采取治疗措施。

● 如何预防乙型肝炎？

预防乙型肝炎的措施如下：

（1）凡未感染过乙肝病毒者均应接种乙肝疫苗。检查发现表面抗体由阳性转为阴性者还需加强接种。胎儿出生后24小时内应注射乙肝疫苗第一针。

（2）注射用品及医疗器械要严格进行消毒处理。

（3）慎重对待输血和使用血液制品。

（4）及时隔离、治疗急性乙型肝炎病人。

（5）限制饮酒。

（6）积极预防和治疗其他肝脏疾病，可以阻断肝病的发展，最终阻断肝炎发展为肝癌。

● 什么是乙型肝炎的母婴传播？

母婴传播是指乙肝病毒表面抗原阳性的母亲，尤其是表面抗原和e抗原双阳性的母亲可将乙肝病毒传给婴儿，引起婴儿乙肝病毒感染的过程。

在母婴传播中，可能传播的三个过程为：①在怀孕时，经胎盘传播；②在分娩时，产程中可以传播；③分娩后经哺乳等密切接触传播。

● 如何阻断母婴传播？

（1）做好婚前检查，及时发现乙肝病毒携带者。

（2）携带乙肝病毒的妇女怀孕时，应到指定医院进行产前检查和分娩。可从怀孕第三个月起，每月注射1支乙肝免疫球蛋白，可使胎儿受到有效保护。

（3）分娩前后，医生可采取一些预防措施，如给新生儿立即注射特异性免疫球蛋白和乙肝疫苗第一针，注意避免产程中的损伤等，最好采用剖宫产，使婴儿的感染率降低到5%以下。

（4）对于已经接近临产的孕妇，如果发现是乙肝病毒携带者，则新生儿在出生后立即注射乙肝疫苗，剂量加倍，再于满月时和半岁时做加强注射，对新生儿的保护率可达86%。如果在出生后24小时内及满月时在注射乙肝疫苗的同时注射1支乙肝免疫球蛋白，则保护率可高达97%。

（5）携带乙肝病毒的母亲尽量不要母乳喂养。

（6）婴儿共注射3针乙肝疫苗后，要按医生的要求检查有无乙肝病毒表面抗体产生。如果没有产生该抗体还需补接种乙肝疫苗，千万不能心疼孩子抽血，不给孩子检查。

●乙肝病毒携带者能怀孕吗？

我国是乙型肝炎高发地区，被乙肝病毒感染的人群高达10%左右。根据临床观察，乙肝病毒表面抗原阳性和e抗原阳性的妇女怀孕，所生婴儿乙肝病毒的感染率可高达88.1%，其中5%是在子宫内受到乙肝病毒感染，其余大多数是在围生期吸入母血、羊水或阴道分泌物受到感染；单项乙型肝炎表面抗原阳性的母亲所生婴儿乙肝病毒的感染率为38%。婴儿一旦感染乙肝病毒，他们中80%～90%会发展成慢性携带乙肝病毒状态，其中25%于成年后将死于肝硬化和肝癌。

因此，阻断乙肝病毒的母婴传播是非常重要的，这对保证下一代的健康有重要意义。

●“大三阳”该怎么治疗？

如果发现自己是乙肝病毒携带者或患有乙型肝炎，首先应保持平和的态度，这对乙型肝炎治疗很重要，有助于病情稳定，阻止肝脏炎症的发展。如果病情稳定，肝功能、B超检查结果正常，乙肝病毒DNA经抗病毒治疗转阴后，照样可以结婚、生育，但需让对方及时注射乙肝疫苗，并每隔三年左右进行“乙型肝炎两对半”检测，检测发现表面抗体阴性或滴度低者需重新注射乙肝疫苗。如果双方都是病毒携带者，那就不必了。孩子必须在生下来后立即采取加强免疫措施，注射乙肝疫苗。

其次必须明确，乙型肝炎现在还没有什么特效药，要想根治达到彻底转阴是很困难的。报纸杂志上满天飞的广告，宣称什么乙型肝炎“大、小三阳”一个疗程转阴，那全是骗人的。就目前的医疗水平，根本不可能达到！也许再过几年人类能够攻克乙型肝炎、战胜乙型肝炎。但至少目前还没有什么能够根治慢性乙型肝炎的特效药。

乙型肝炎目前的治疗主要是抗病毒、保肝，改善肝脏炎症情况，防止发生肝纤维化。“大三阳”的主要治疗目的就是促使 HBeAg 转阴，并产生 e 抗体，使体内的病毒停止复制。

虽然目前还没有能够彻底消灭乙型肝炎病毒的特效药物，但抗病毒的药物还是很多的，如干扰素、拉米夫定等可以试用，但不能保证使表面抗原转阴。关键的问题是要提高个人的免疫功能和抗病毒能力，一方面使自身有能力消除乙肝病毒，另一方面保持目前乙肝病毒的携带状态不再发病。

● 乙肝病毒携带者及肝炎病人的注意事项有哪些？

（1）忌辛辣。辛辣食品易引起消化功能减弱，应避免食用辛辣食品。

（2）忌烟。烟中含有多种有毒物质，能损害肝功能，抑制肝细胞再生和修复。因此，肝病病人必须戒烟。

（3）忌酒。酒精（乙醇）90％要在肝脏内代谢。酒精可以使肝细胞的正常酶系统受到干扰破坏，可以直接损害肝细胞，使肝细胞坏死。患有急性或慢性活动型肝炎的病人，即使少量饮酒，也会使病情反复或发生变化。

（4）忌吃加工食品。少吃罐装或瓶装的饮料、食品。这是由于罐装、瓶装的饮料和其他食品中往往加有防腐剂，对肝脏或多或少有毒害。

（5）忌滥用激素、抗生素。是药三分毒，药物对肝、肾多有损害，肝病病人一定要在医生的正确指导下合理用药。

（6）忌乱用补品。膳食平衡是保持身体健康的基本条件，如滋补不当，脏腑功能失调，打破平衡，会影响健康。

（7）忌过多食用蛋白质饮食。对于病情严重的肝炎病人来说，由于胃黏膜水肿、小肠绒毛变粗变短、胆汁分泌失调等，使人消化吸收功能降低。如果吃太多蛋、甲鱼、瘦肉等高蛋白质食物，会引起消化不良和腹胀等病症。

（8）忌高铜饮食。肝功能不全时不能很好地调节体内铜的平衡，而铜易于在肝脏内积聚。研究结果表明，肝病病人的肝脏内铜的储存量是正常人的 5～10 倍，胆汁性肝硬化病人的肝脏内铜的含量要比正常人高 60～80 倍。医学专家指出，肝脏内存铜过多，可导致肝细胞坏死。同时，体内铜过多，可引起肾功能不全。故肝病病人应少吃海蜇、乌贼、虾、螺类等含铜多的食物。

（9）忌生活不规律。“三分治七分养”，因此睡眠充足、合理营养、生活规律、每天坚持锻炼、劳逸结合很重要。

（10）忌情志不畅。肝病病人应忌恼怒、悲观、焦虑等，因为肝病病人久治不愈，常使人焦虑、胡思乱想、易发火，最终加重病情。

(11) 忌劳累。肝为人体重要代谢器官，肝炎病人肝功能异常，营养失调，故疲乏无力。因此，多休息是治疗的关键。

(12) 忌乱投医。不要轻信江湖游医，以免延误正确治疗，使病情加重甚至恶化。

● 什么是菌痢？

菌痢是细菌性痢疾的简称，就是人们通常所说的痢疾，是由志贺菌属细菌（俗称痢疾杆菌）所引起的肠道传染病。其表现以腹泻、里急后重、脓血便、便次多为主要特征。

● 菌痢有什么特点？

典型菌痢有以下特点：

(1) 腹痛，以左下腹为主。

(2) 腹泻，主要为便中有脓血和黏液。

(3) 里急后重，也就是腹部不适很想排出大便，然而又无法一泄为快。

(4) 全身中毒症状，如发热、全身不舒服等。

● 菌痢是怎样传染的？

菌痢的传播方式主要是粪—口传播。志贺菌属细菌随病人或带菌者的粪便排出，通过污染手，日常生活接触，污染食物或水源，或借苍蝇的传播等方式，经口传染给易感者。

(1) 通过日常生活接触传播。有人检查菌痢病人居室物品的污染情况发现，桌椅、玩具、床铺、被单、门把及拉手都可能残留志贺菌属细菌。说明健康者特别是儿童的手接触上述污染物品又未及时洗手时，很容易被感染。

(2) 经食物传播。志贺菌属细菌在蔬菜、水果、米饭、面食上可生存数天，甚至十余天，并可在葡萄、草莓、黄瓜、西红柿、凉粉、肉冻等食品上繁殖。所以食用生、冷食物及不洁瓜果可引起菌痢感染。带菌的厨师若将志贺菌属细菌污染食物、菜板、瓜果及凉菜，可引起菌痢暴发。

(3) 经水传播。若粪便处理不当，水源保护不好，被粪水污染的天然水、井水、自来水如果未经消毒被饮用，常引起暴发流行。施工、生产、野营、居民区共用污染供水管道，往往引起不同年龄、性别、职业和同用水源人群间的广泛传播。

(4) 经苍蝇传播。苍蝇生活于粪便污物之间，蝇体常带病原菌。卫生条件不好的单位、家庭和个人常被传染。

必须严格讲究卫生，注意严密消毒、洗净手，把住不干不净饮食的入口关，才能防止菌痢的传播。

● 菌痢有什么症状？

由于临床表现和疾病经过不同，医学家将菌痢分为普通型菌痢、中毒型菌痢和慢性菌痢。

(1) 普通型菌痢：绝大多数菌痢属普通型。因为志贺菌属细菌均可产生毒素，所以大部分病人都有中毒症状：起病急，严重发寒、发热，体温常在39摄氏度以上，头痛、乏力、呕吐、腹痛和里急后重。志贺菌属细菌主要侵犯大肠，所以左下腹疼痛明显。患菌痢的孩子腹泻次数很多，大便每日数十次，甚至无法计数。由于直肠经常受到炎症刺激，所以病人总想解大便，但又解不出多少。

（2）中毒型菌痢：近年来，中毒型菌痢有减少的趋势。病人多是 2～7 岁的孩子。多数孩子起病突然，高热不退；少数孩子初起为普通型菌痢，后来转成中毒型菌痢。中毒型菌痢病人发病初期肠道症状往往不明显，有的经过一天左右时间才排出菌痢样大便。在菌痢高峰季节，孩子突然高热、抽搐、精神很差、面色灰白，家长应立刻将孩子送往医院检查和抢救。

（3）慢性菌痢：多因诊断不及时、治疗不彻底所致，细菌耐药，病人身体虚弱，病程超过 2 个月。慢性菌痢病人中毒症状轻，食欲低下、大便黏液增多、身体逐渐消瘦，预后不好，严重时危及生命。

●“拉肚子”就是菌痢吗？

人们常说的“拉肚子”即腹泻，是由多种疾病引起的一种症状，菌痢仅是其中的一种疾病，所以说“拉肚子”不一定就是菌痢。引起腹泻的原因很多，而且各种疾病所引起的腹泻的结果也不同，严重的甚至可以危及生命。所以，出现腹泻一定要引起重视，不能简单地吃点药了事，应请医生检查，明确病因，才能正确有效地治疗。

●什么季节容易患菌痢？

菌痢有明显的季节性，以夏、秋季发病最多。以北方城市为例，7～8 月为发病高峰，占全年病例的 60%～70%；

6～9月发生的病例占全年病例的85％以上。

● 什么样的人容易患菌痢？

资料表明，2～7岁儿童发病最多，其次是20～39岁青壮年，1岁以内的婴儿较少发病。在青壮年及儿童中，无性别差异；老年人中，女性比男性多。以上现象，原因不十分清楚，但菌痢的发病肯定与机体的免疫力降低有关，尤其是肠道的局部免疫力起主要作用。营养不良者、慢性病病人及肠功能紊乱者，不仅容易发病，且比较容易形成慢性菌痢。所以，我们在生活中可以见到，两人吃同一份污染食物，有的发病，有的不发病。

● 菌痢一定会出现脓血便吗？

菌痢不一定会出现脓血便。大约有一半的病人没有脓血便。年龄不同，脓血便的发生率也不一样。中毒型菌痢比普通型菌痢少见，小儿比成人少见。所以，不能因为未见脓血便而耽误菌痢的诊治；尤其对于小儿，要警惕中毒型菌痢的发生。

● 出现脓血便一定是菌痢吗？

出现脓血便不一定是菌痢。引起脓血便的原因很多，大致可分为两类：一类是肠道或肠道外的感染性疾病；一类是肠道非感染性疾病，由肠道发生病变的表面出现破裂、继而感染所引起。个别腹膜炎也可出现少量脓血便。在肠道非感染性疾病中，主要有结肠癌、慢性非特异性溃疡性结肠炎等。

● 菌痢病人及家属应注意什么？

（1）菌痢病人应隔离治疗，个人食具、茶杯和洗漱用具应单独使用，每日煮沸消毒，做到饭前便后洗手。

（2）为防止转成慢性菌痢，选用一种有效抗菌药物治疗，疗程不少于1周。治疗也可辅以不易产生抗药性的小檗碱（黄连素）等。

（3）病痊愈前，不串门、不参加聚餐。从事饮食业、托幼儿及供水等工作者应暂时调离工作岗位，直至病后两次大便培养未检出病原菌方可恢复原工作。

（4）按照医生的指导方法消毒处理粪便，小儿大便宜蹲盆，粪便经消毒后及时倒入厕所。

（5）与菌痢病人密切接触的家属，可在医生指导下预防性服药，并认真洗手。病人使用的物品要用消毒液擦拭。发现有新腹泻病人，要及时去医院肠道门诊看病。

● 患菌痢期间生活上应注意什么？

（1）病人在发热、腹痛、腹泻明显时应禁食；当症状稍有减轻时应吃易消化的食物，以流质或半流质为主，如藕粉、米汤、果汁、菜汁、稀饭；当发热、腹泻症状好转后，可吃少渣无刺激性饮食，由少渣、少油、半流质过渡到软食或普通食物，如可吃菜泥、面条、面片、豆腐、蒸蛋羹、鱼丸、烧鱼等。

（2）少吃带纤维素多的蔬菜，如芥菜、芹菜、韭菜、笋类、菜花、菠菜等，以免增加肠胃的负担，刺激胃肠使其蠕动增快。

（3）禁吃煎、炸食物，以及腌、熏的鱼和肉。

（4）不吃冰棒、雪糕、冰淇淋及冰过的食物、饮料等生冷、坚硬、寒凉的食物。

（5）不吃辣椒、浓茶、各种咖啡饮料等刺激性食物，同时应禁酒。

（6）暂不吃梨子和桃子。

（7）注意腹部保暖，禁洗冷水浴。

（8）多喝水，保证充足睡眠，发热时需卧床休息。

● 菌痢如何治疗？

患了菌痢最好到当地医院进行诊断、治疗。中毒型菌痢病人应到医院进行及时抢救。急性菌痢病人的治疗重点是积极控制感染，根据不同的情况选用抗菌药物。常用的抗菌药物有复方磺胺甲噁唑、呋喃唑酮（痢特灵）、庆大霉素、卡那霉素等。

● 菌痢怎样才算治好了？

有人认为，腹痛、腹泻基本消失，菌痢就算治好了，这是不确切的。如不彻底治疗，容易形成慢性菌痢。怎样才算治好了呢？服药期间，可能腹痛、腹泻消失，大便检验正常，在1个疗程治疗结束后，还必须再观察3天。观察期间，症状消失，2次大便常规正常，2次大便培养阴性，慢性菌痢乙状结肠镜检查肠黏膜无出血、无溃疡，此时可认为菌痢治好了。

● 孕妇患菌痢应注意什么？

孕妇菌痢病人便次频繁，可引起流产。故应加强治疗，尽快控制症状，多卧床休息，避免蹲便时间过长及站立过久。

常用的抗菌痢药物对胎儿或孕妇毒性较大而不能使用，治疗比较困难。对孕妇安全而有效的抗菌痢药物有小檗碱（黄连素）、乳酸菌素，可用于轻型病例。如病情严重，可选用氨苄西林（氨苄青霉素）、头孢噻肟钠、头孢唑肟钠（益保世灵）等。

● 什么叫菌痢复发和菌痢再感染？

急性菌痢恢复后，又出现急性菌痢的症状，此时有两种可能性。一种是第一次急性菌痢未治好，当机体免疫力下降时又出现症状，称之为菌痢复发。另一种情况是第一次急性菌痢确已治好，但由于菌痢病后免疫力不持久，又感染了志贺菌属细菌而引起发病，此种情况称为菌痢再感染。

● 日常生活中应该如何预防菌痢？

关键在于注意卫生，避免暴饮暴食，不吃生、冷蔬菜，不吃不干净的瓜果，不吃腐败变质或不新鲜的食物，养成饭前便后洗手的习惯。

预防菌痢已有疫苗。口服菌痢疫苗经大规模人体应用观察，未见有严重不良反应。由于疫苗是活疫苗，因此不能用加热的口服缓冲液或热开水服用。启开或加入缓冲液后，应在 15 分钟内服用。有免疫缺陷或免疫功能不全，严重胃肠疾病，急性传染病，发热，心、肝、肾疾病等病人忌服。

● 什么是手足口病？

手足口病是由肠道病毒［以柯萨奇 A 组 16 型（CoxA16）、肠道病毒 71 型（EV71）多见］引起的急性传染病，以手、足和口腔黏膜疱疹或破溃后形成溃疡为主要临床表现。多发生于 5 岁以下的学龄前儿童，尤以 3 岁以下孩子发病率最高。主要表现为手、足、口腔等部位的斑丘疹、疱疹，少数病例可出现脑膜炎、脑炎、肺水肿等并发症，个别重症患儿如果病情发展快，不及时治疗可危及生命。

● 手足口病有什么流行特征？

我国于 1981 年在上海始见此病，此后全国的十几个省市均有报道。2008 年 3 月以来，我国一些地区出现由肠道病毒 71 型引发的手足口病疫情，病人多为婴幼儿，特别是安徽省阜阳市等个别地方，出现了少数患儿因中枢神经系统、呼吸系统和循环系统损害，经全力抢救无效而死亡的情况，引起了社会各界的广泛关注。卫生部于 2008 年 5 月将其列入丙类传染病进行管理，并对其病例进行传染病网络直报。该病全年皆可发病，多发于春、夏季节，以 4～9 月为高发期，5～7 月会出现流行高峰。病人多为 2～5 岁儿童。其流行地域呈现出由中原地区同时或逐步向东部、南部、北部地区推移的特点。

● 手足口病的传染源及传播途径是什么？

手足口病患儿是手足口病的主要传染源，另外，隐性感染者和无症状病毒携带者也可以成为传染源。致病病毒主要通过密切接触、消化道、呼吸道等途径传播。

（1）密切接触传播：儿童通过接触被病毒污染的物品，如毛巾、水杯、玩具、食具，以及床上用品、内衣等引起感染。

（2）经消化道传播：饮用或食入被病毒污染的水、食物造成感染。

（3）经呼吸道传播：患儿咳嗽、打喷嚏时咽喉部的分泌物及唾液中的病毒进入空气中，健康儿童吸入含病毒的空气可被传染。

● 手足口病有什么临床症状和体征？

1. 普通病例表现

急性起病；发热，一般为 38 摄氏度左右；发热 1～2 天后，口腔黏膜出现散在疱疹，米粒大小，疼痛明显；手、足和臀部出现斑丘疹、疱疹，疱疹周围可有炎性红晕，疱内液体较少。可伴有咳嗽、流涕、食欲缺乏等症状。部分病例不发热，仅表现为皮疹或疱疹性咽峡炎，病情较轻。部分病例皮疹表现不典型。多数病人在 1 周内体温下降、皮疹消退而痊愈，预后良好。

2. 重症病例表现

少数病例（尤其是小于 3 岁者）病情进展迅速，在发病 1～5 天出现脑膜炎、脑炎（以脑干脑炎最为凶险）、脑脊髓炎、肺水肿、循环障碍等，极少数病例病情危重，可致死亡，存活病例可留有后遗症。

（1）神经系统表现：精神差、嗜睡、易惊、头痛、呕吐、谵妄甚至昏迷；肢体抖动、无力或急性弛缓性麻痹；惊厥。

（2）呼吸系统表现：呼吸浅且急促或呼吸困难，口唇发绀，咳嗽，咳白色、粉红色或血性泡沫样痰液；医生听诊可听到肺部有湿啰音或痰鸣音。

（3）循环系统表现：面色苍白，皮肤有花纹，四肢发凉，指（趾）发绀；出冷汗；心率增快或减慢，脉搏浅速或减弱甚至消失。

● 如果孩子出现发热、皮疹等家长怎么办？

因手足口病可合并心肌炎、脑炎、脑膜炎等，故患儿家长及有关人员不可掉以轻心，应做到：

（1）尽快带孩子到当地社区医院或上一级医院诊治，以免延误病情。

（2）暂停送孩子去学校或幼儿园，避免传染给他人，同时可预防再感染其他疾病。

（3）患儿的家庭可用含氯消毒剂对日常用品、玩具、尿布进行消毒，对奶具、餐具煮沸消毒。患儿粪便及其他排泄物可用消毒剂或含氯石灰（漂白粉）消毒；将衣被在阳光下曝晒，室内保持通风换气。

（4）学校、幼儿园等集体生活、学习的场所，要做好晨间体检，发现有发热、皮疹的孩子，要立即要求家长带孩子去正规医院就诊。

● 如何护理手足口病患儿？

根据病情，按照专业医生的建议，患儿住院治疗或居家隔离治疗。护理患儿要做到以下几个方面：

（1）给患儿勤洗手、多饮水、饮食要清淡、室内常通风、做好口腔卫生，注意不让生病的孩子接触其他儿童。

（2）孩子的唾液、痰液等分泌物要用卫生纸包好丢到垃圾箱，孩子的粪便要收集好，消毒后丢入厕所，不要随意丢弃。

（3）看护人接触孩子前、替换尿布后或处理孩子粪便后要洗手。

（4）生病孩子的衣服、玩具、餐具、枕头被褥等要保持卫生，孩子的日常用具要消毒。

● 如何预防手足口病？

（1）养成良好的个人卫生习惯和饮食习惯，做到饭前便后洗手，勤洗澡。

（2）喝开水，不吃生冷食物，剩饭剩菜要加热后再食用。

（3）家长尽量少带孩子去拥挤的公共场所，特别是尽量避免与其他有发热、出疹性疾病的儿童接触，以减少被感染的机会。

（4）注意孩子营养的合理搭配，让孩子休息好，适当晒太阳，增强自身的免疫力。

（5）注意家庭室内外的清洁卫生，家庭成员的衣服、被褥要在阳光下曝晒，经常对孩子居住的房间进行通风换气。

（6）幼儿园做好晨间体检，发现疑似患儿，及时隔离观察与治疗。

（7）幼儿园应每日对玩具、用具等进行清洗和消毒，减少间接接触传播。

性传播疾病篇

说起性传播疾病，人们往往谈性色变，其实，若是了解了它的传播途径和防治方法，生活中做好个人防护，洁者自洁。另外，一些性传播疾病还可以由母亲垂直传播给下一代，比如艾滋病、梅毒，确实挺麻烦呢。

● 什么是性病？

性病是性传播疾病（STD）的简称，是以性接触为主要传播方式的传染病。目前被世界卫生组织列入性传播疾病的病种较多，包括梅毒、淋病、非淋菌性尿道炎、阴道滴虫病、阴虱病、生殖器假丝酵母菌病（念珠菌阴道炎）、细菌性阴道病、乙型肝炎、疥疮、传染性软疣、股癣等20余种疾病。而我国只将梅毒、淋病、非淋菌性尿道炎、尖锐湿疣、生殖器疱疹、软下疳和艾滋病列入国家性病监测范围。对其他如阴道滴虫病、阴虱病、外阴阴道假丝酵母菌病、细菌性阴道病、乙型肝炎等病种，暂未列入性病监测范围。

● 性病可以通过哪些途径传播？

性病是病原体在性接触过程中传染给性伴侣的。性病主要通过以下途径传播：

（1）性行为感染。性行为主要包括接吻、触摸、拥抱、性交等。性交是主要传播途径。患有性病的人与健康人发生性行为时，由于性器官摩擦以及体液的交换，把病原体传给对方。通过性行为传染性病在性病病人中占大多数，约为95%。多个性伙伴、卖淫、嫖娼是传染性病的重要原因。

（2）间接接触传播。健康人通过接触被污染的公用物品及卫生器具，或不慎接触病人损伤的皮肤、黏膜及分泌物等，均可能造成感染。

（3）血液感染。由静脉注射或输血造成的感染。

（4）母体感染。女性病人在妊娠或分娩中把病原体传染给胎儿或婴儿。

（5）被动感染。健康人使用病人用过的衣物、用具、毛巾、便盆、浴池、注射器等造成的感染。

（6）医源性感染。使用未消毒或消毒不严格的医疗器械而被感染。

● 怎样知道是否患了性病？

许多人在有了不洁性生活后，或出现了生殖器不适时，常常担心自己是否患了性病。可以从以下两个方面去观察判断：

1. 是否有性病的主要症状

性病多有泌尿生殖器官的表现，所以应该认真观察自己有无下列改变：

（1）泌尿生殖系统的炎性改变：无论男女病人都会有小便时尿道疼痛、烧灼感，尿道口有或稀或稠的脓性分泌物。淋病引起女性生殖系统炎症时，还有脓性白带、腰痛和下腹痛等。这些常常提示患有淋病或其他细菌引起的尿道炎。

（2）生殖器上出现单个或多个散在大小不等、同皮肤颜色一致的赘生物。赘生物似桑葚样或菜花样，表面粗糙、凹凸不平，合并细菌感染时可以破溃、糜烂，伴有恶臭味或出血。这常常提示患有尖锐湿疣。

（3）生殖器出现不同程度的烧灼感，继而出现红斑或丘疹，紧接着发生簇集形小水疱，可有烧灼、疼痛、刺麻感。但多不化脓，重者可伴发全身不适，如发热、头痛、乏力或双侧腹股沟淋巴结肿大等。这提示患有生殖器疱疹。

（4）在外阴部出现暗红色斑丘疹，继之丘疹表面破溃、糜烂，形成浅表质硬的溃疡，称硬下疳（又叫初疮），并常伴有腹股沟淋巴结的无痛性肿大、坚硬。这提示处于梅毒初期。

由于现代生活中性交方式的多样性，性病的症状也扩大到口腔、肛门、乳房等有性接触的部位。此外，位于生殖器附近的腹股沟淋巴结常有红肿、疼痛等反应。

2. 是否发生过不洁性行为

判断性病的重要依据是是否发生过不洁性行为。如果与卖淫女、暗娼发生性行为，或有多个性伴侣会使患性病的可能性大大增加。此外，如果与性病病人有间接接触，如共用浴巾、被褥、马桶、内衣、内裤等，也可能被传染。

有不洁的性生活史，加之生殖器出现异常病变，只能说明存在患性病的可能性，最终确诊必须要到正规医院进行检查，并做血液和分泌物检查。特别需要指出的是，60%以上的女性患了性病常无明显症状，由于女性的内生殖器位于盆腔，当这些部位有异常情况时，自己看不到；同时这些部位不是很敏感，不会感觉到疼痛，所以有病发现不了，常常延误治疗。当怀疑自己患了性病时不仅可以到正规医疗机构就医，还可以拨打当地性病防治机构的咨询电话，或查询互联网上的这类信息。总之，在感觉到身体出现不适时应及时去正规医院诊治，坚决不可到游医、私自开设的性病诊所等非正规医疗机构去诊治。

● 性病为何久治不愈？

一些人患性病后常反复发作，长时间治疗而不能痊愈。这主要有以下几种常见原因：

（1）诊治不当。很多人患了性病后怕亲朋好友或熟人知道，不愿去正规的医院就医，而是听信小广告里的游医宣传，去找那些没有诊治性病设备和条件的私人诊所，打一针或吃些连名字也不知道的药物。其实他们不知道自己花了很多钱，而用的只是一些极为常见的、便宜的抗生素（如青霉素、四环素、红霉素等），用药后虽然病症减轻了许多，但由于得不到正规的检查，无法确认性病是否被治愈。而且如果不能长期和足量地用药，会使病情反反复复发作，导致病情迁延不愈。性病得不到及时正规的治疗会引起许多后遗症，如妇科炎症、女性不孕、男性不育等。

（2）继续过不洁性生活。患性病后不会产生终身免疫力，若再次感染则可再发病。如果治疗期间继续过不洁性生活，或病愈后仍过不洁性生活，就可能发生第二次、第三次或更多次的感染，往往病情一次比一次严重，更增加了治疗难度。

（3）性伙伴未治疗。性病病人必须同时带自己的配偶或性伴侣到医院接受检查或同时治疗。这是因为感染了性病后并不是马上发病，而是有一定的潜伏期。不同的性病潜伏期也不一样，短则几天，长则几年。在潜伏期，病人可以没有任何临床表现。很多性病病人在病情发作之前很可能已经把性病传给了自己的配偶或性伙伴，而他们又没有任何症状。

在治疗期间，若病人继续与对方过性生活，很可能再次感染，致使性病久治不愈。

(4) 同时感染几种性病。女性病人极易合并外阴阴道假丝酵母菌病，如在治疗某种性病的同时不采取抗真菌药物治疗，病情往往不能完全控制。所以到正规的专科医院找有经验的医生治疗是非常明智的选择。

(5) 感染了耐药菌株。目前尚无一种抗生素能完全治愈不同人的相同性病。有些病人使用某种抗生素治疗淋病有特效，而有些病人用后却没有任何反应，这是因为这些病人感染了具有耐药性的菌株。因此，如果使用抗生素长期治疗无效应到有条件的医院做细菌培养加药物敏感试验，以选择敏感的药物进行治疗，使性病尽早治愈。

● 哪些性病会影响生育？

影响女性生育能力的性病主要有淋病、梅毒和非淋菌性尿道炎。未经过治疗的女性淋病和非淋菌性尿道炎，可扩散感染至子宫、输卵管和盆腔，引起这些部位的炎症而导致不孕症或异位妊娠（宫外孕）。尤以淋病引起的不孕症或宫外孕更为多见。由于输卵管黏膜对淋病奈瑟菌高度敏感，因而患淋病时常侵犯输卵管，使其发生炎症、粘连和阻塞而造成不孕，若反复发作则使不孕症和宫外孕的可能性增加。

患早期梅毒的妇女不孕率达 40%，即使怀孕了，也很容易流产、早产或死胎。一般认为，在妊娠 18 周以前，胎儿不发生梅毒感染，但随着妊娠月份的增加，胎儿感染的概率不断增高，到 8 个月时达高峰。因此，患性病的孕妇或准备要孩子的女性性病病人应向医生咨询。例如，患梅毒的妇女应在正规治疗后随访 2～3 年，彻底治愈后才能要孩子。

大多数性病只要做到早期诊断、早期治疗，一般都能达到痊愈，不会影响生育。

● 性病对女性有哪些严重危害？

从女性的角度来看，性病除了会对女性造成跟男性一样的后果之外，还会引起一系列的并发症。这些并发症会不同程度地影响女性的生活。

（1）影响生育。一些感染原（如衣原体）能够浸染生殖道并发展为盆腔炎症，而且会形成斑痕并堵塞输卵管，使精子不能或很难与卵子会合完成受精。即使精子与卵子结合，但受精卵不能沿输卵管向下运行到子宫里，则发生宫外孕，危及母体的生命。性传染病还常常破坏妊娠，引起死胎、自然流产、早产或初生婴儿体重过轻等。

（2）增加患其他疾病的机会。性病还会增加其他疾病的患病机会。例如，人乳头瘤病毒（HPV）有 70 多种，其中有好几种和宫颈癌关系密切。一些性病，如衣原体病、淋病、滴虫病会减弱女性对病毒的抵御能力。

（3）造成心理伤害。除了影响身体健康外，性病还常常对女性病人造成心理伤害。调查研究结果表明，女性在情绪上对传染性病的反应与男性不同。就像前面所提到的那样，患性病之后女性的内心痛苦大大超过了疾病本身的痛苦，而且她们这种感觉会一直持续几年。女性承受的这种精神压力要比男性大得多。

● 为什么女性比男性更易感染性病？

一般来说，性病感染者主要以男性为主。但从生理结构来讲，女性比男性更容易感染性病，而且造成的后果也更严重。其原因如下：

（1）女性阴道内壁是一层极薄的黏膜，极易受到感染。而且，由于精子和感染原能够淤积在阴道中，所以女性在感染原的环境中暴露的时间要比男性长。

（2）女性性病诊断起来比较困难。部分原因是由于有些性病病人患病后没有什么症状，而且即使是对人体的损害或其他迹象已经存在，这些症状往往是隐匿在阴道里面，不容易被发现。因此，女性对某些性病的患病概率是男性的两倍，如淋病、衣原体病；而患梅毒的可能性是男性的一半。

● 如何远离性病？

性病的防治主要以预防为主。

（1）洁身自爱。不卖淫，不发生婚外性行为，避免不洁性行为，是预防性病最关键的环节。

（2）采取防护措施。过性生活时采用屏障避孕措施是有效而易接受的方法，如使用避孕套（保险套）、阴道隔膜及阴道杀精剂。实际上，避孕套最初就是为预防梅毒而发明的。不论是否需要避孕，都鼓励采用这些方法。需强调的是，避孕套不是100％保险，大约有10％以上的失败率。

（3）慎重对待口交。口交并不能避免性病。许多女性认为口交比较安全，而实际上，疱疹、淋病、梅毒、肝炎和艾滋病都可以通过口交传染。因此，请选用安全的性交方式。

（4）注意性生活的卫生。保持生殖器官清洁卫生。男性应经常擦洗阴茎、阴茎头及阴囊表面；女性应经常洗澡，保持外阴部清洁。不与性病病人同床，不共用毛巾、衣物、碗筷，更不能共用剃须刀、注射针头等。对性病病人用过的衣物要严格消毒。外出时注意选择卫生条件好的旅馆、饭店、浴室。注意饮食起居的卫生。

● 怀疑感染了性病怎么办？

大多数性病只要能及早发现是完全可以治愈的。目前，除了艾滋病之外，梅毒、淋病、非淋菌性尿道炎、软下疳、腹股沟肉芽肿、泌尿道支原体病、滴虫病、细菌性阴道病、尖锐湿疣、生殖器疱疹、外阴阴道假丝酵母菌病、阴虱病等都有较好的特效药。

如果认为有可能感染了性病，一定要注意以下几点：

（1）接受医生检查。患性病后，要尽快去正规医院找医生检查，切不可凭主观断病，对号入座；也不能发挥想象，把一些与性病无关的症状与性病联系起来。

（2）及早就诊治疗。患性病后，千万不能讳疾忌医，及早就诊有利于康复。如果延误时间，感染就会向附近器官蔓延。医院会尊重病人的人格，保护病人的隐私。如果病人患的是淋病、衣原体病或梅毒，最好进行随访治疗，即使药物还没用完，也需要经常去看医生。

（3）坚决杜绝性生活。如果检查结果表明患有性病并正在接受治疗，应杜绝任何形式的性生活，直到完全治愈为止。

（4）慎重对待怀孕。如果患了性病并有怀孕的打算或者已经怀孕，应提前咨询医生。有些性病会在胎儿出生时传染给新生儿。因此，病人需要了解一下是否有治疗办法或者采用哪种生产方式好。

（5）正确认识性病。不要以为患了性病就是坏女人。性病和其他传染病一样，仅仅是一种传染性疾病而已，只不过是与性活动有关罢了。而且，性病的传染途径很多，患上性病并不能证明病人就是坏女人或是肮脏的。

（6）把实情告诉对方。有的病人患病后，担心对方知道后感情上受到伤害，不愿将实情告诉对方，这种方式是不可取的。如果在患病后与对方有过性关系，一定要让对方去医院接受检查。因为纸终归是包不住火的。等到问题暴露出来的时候，双方的感情肯定会受到打击，而很可能对方也耽误了最好的就诊和治疗时机。

● 什么是梅毒？

梅毒是由苍白密螺旋体（梅毒螺旋体）引起的慢性传染病，主要通过性接触和血液进行传播。苍白密螺旋体可以侵犯全身各个器官和组织，症状非常复杂，危害特别大。根据传播途径分为胎传梅毒和后天梅毒。胎传梅毒又分为早期胎传梅毒、晚期胎传梅毒和隐性胎传梅毒。后天梅毒又根据临床病程的发展情况分为一期梅毒、二期梅毒和三期梅毒。

● 一期梅毒主要有哪些表现？

一期梅毒最主要的表现就是硬下疳，一般无全身性症状。感染苍白密螺旋体 21 天左右，男性在龟头、包皮等处，女性在大阴唇、小阴唇、阴道口、肚脐窝等处可出现硬下疳，有时也可能出现在手指、唇、眼睑、舌、乳房、肛门等处。硬下疳多数情况下为单个，有时也可能有 2 个或 3 个，不痛也不痒，大小像指甲，软硬程度像软骨，高出皮肤表面，多位于生殖器皮肤与黏膜交界处，表面溃烂有分泌物，但不是脓液，干燥后像白色的薄膜。一般经过抗生素治疗后，很快就愈合了，有时可能会遗留瘢痕。未经治疗的硬下疳持续 3～4 周，之后自行消退。

● 二期梅毒主要有哪些表现？

二期梅毒多为一期梅毒未经治疗或治疗不彻底发展而来。其最主要的表现就是多形性梅毒疹，常见的有斑疹、丘疹、斑丘疹、黏膜疹等，不痛也不痒。其中斑疹性梅毒疹（玫瑰疹）为玫瑰色或褐红色，黄豆大小，互不融合，有一定硬度，压之褪色，好发于躯干腹侧、四肢屈侧；而丘疹性梅毒疹出现稍晚，为针帽到核桃大小、红色、质坚实、光滑或覆有鳞屑，好发于面、躯干和四肢屈侧；黏膜疹好发于口腔、生殖器黏膜等。皮疹持续 2～3 个月，之后自行消退。皮肤、黏膜发生糜烂后，可以排出大量的苍白密螺旋体，传染性很大。除皮疹以外，还可能出现发热、头痛、关节痛。另外，还可能出现梅毒性白斑，多见于女性，主要分布在颈后部、口腔和阴道；也可能出现梅毒性脱发，不仅头发会脱落，就连眉毛、胡须、睫毛、腋毛、阴毛也有脱落现象；另外，还可能出现梅毒性关节炎、梅毒性眼病、梅毒性脑膜炎等。

● 三期梅毒主要有哪些表现？

三期梅毒是晚期梅毒，一般是在感染苍白密螺旋体后4年以上，症状、体征更加严重。主要有以下表现：

（1）皮肤、黏膜损害：表现为结节性梅毒疹，从几个到几十个，多见于脸部、肩部和四肢，呈现铜红色，分布不对称，边界比较明显。结节性梅毒疹中央吸收消退，可形成萎缩性瘢痕。

（2）树胶肿：又称为梅毒瘤，起初为高出皮肤的暗红色皮下结节。之后，中心软化破溃，分泌黏稠脓液，就像树胶一样。

（3）三期黏膜梅毒：口腔和鼻黏膜也可能发生树胶肿，引起舌、扁桃体、软腭、硬腭等溃烂，出现鼻中隔穿孔，鼻骨破坏后形成马鞍鼻。

（4）三期神经梅毒：一般感染发病在5年以内。脑膜血管梅毒，表现为脑血管意外的症状和体征；脊髓痨，表现为下肢感觉异常，闪电样疼痛，行走不方便；麻痹性痴呆，表现为健忘和精神错乱，四肢瘫痪和大小便失禁。

另外，内脏、骨及关节等器官组织都受到损害。

● 什么叫隐性梅毒？

隐性梅毒又称潜伏梅毒，表现为虽未经治疗或治疗疗程和剂量不足，病人临床症状和体征消失，但梅毒血清学反应仍为阳性，而病人并无可以引起血清学反应假阳性的其他疾病。感染后病程在 2 年以内者为早期潜伏梅毒，超过 2 年以上者则为晚期潜伏梅毒。早期潜伏梅毒有传染性；晚期潜伏梅毒的传染性消失，但对于孕妇，病人的苍白密螺旋体仍可以通过胎盘传给胎儿。如果隐性梅毒病人不治疗，则 30％的病人将会发展为三期梅毒。

● 什么是胎传梅毒？

胎传梅毒又称先天性梅毒，指孕妇感染的苍白密螺旋体经过胎盘传染给胎儿，使胎儿受到感染。早期胎传梅毒一般在出生后 2 岁以内发病，病变活动症状相当于后天梅毒的二期。表现为营养不良，皮肤、黏膜损害，淋巴结及肝脾大，鼻骨损害，梅毒性脑膜炎等。晚期胎传梅毒一般在 2 岁以后发病，表现为马鞍鼻、角膜炎、视力受到损害等，相当于后天梅毒的三期。

● 梅毒是怎样传播的？

梅毒的传染源主要是梅毒病人，其主要传播方式如下：

（1）性活动传播：这是最主要的传播方式。性交的时候外生殖器及嘴唇、舌、皮肤、黏膜等处可能发生轻微的、肉眼难以发现的损伤，如果一方是梅毒病人，则病人体内的苍白密螺旋体通过损伤部位进入另一方体内，造成感染。

（2）胎盘传播：孕妇是梅毒病人，血中的苍白密螺旋体会通过胎盘进入胎儿体内，造成感染。

（3）产道传播：孕妇是梅毒病人，其子宫颈及阴道内含有苍白密螺旋体。在生产过程中，胎儿经过产道时，胎儿肩、膝、额等处皮肤容易损伤，苍白密螺旋体通过损伤部位进入胎儿体内。

（4）血液传播：正常人接受了梅毒病人的血液后，容易被感染。

（5）其他途径：少数病人可经接吻、握手、哺乳，以及接触污染衣物、用具而感染。

● 患了梅毒怎么办？

梅毒由于病程比较漫长，在晚期还能给病人身体造成不可逆的损伤，因此要求病人积极治疗。另外，一期、二期梅毒传染性比较强，梅毒病人应注意不要将病原体传染给其他人。

（1）治疗要坚持早期、足量、规范用药的原则。青霉素对苍白密螺旋体有杀灭作用，不良反应又少，只要配合医生，坚持治疗，就会减少并发症并治愈疾病。治疗期间，配偶也需要进行检查，必要时也要接受治疗。治愈后要遵照医嘱定期复查。

（2）注意日常生活细节，防止传染给他人。早期梅毒病人有较强的传染性。晚期梅毒虽然传染性逐渐减小，但也要小心进行防护。自己的内裤、毛巾及时单独清洗，煮沸消毒，不与他人同盆洗澡。发生硬下疳或外阴、肛周皮疹时，可以使用清热解毒的中草药煎水熏洗坐浴。

（3）早期梅毒病人要求禁止房事。患病时间在两年以上者也应该尽量避免性活动，如果发生性接触，必须使用安全套。如果病人还没有结婚，应该等到梅毒治愈后才结婚。

（4）发展到二期梅毒时，病人会出现全身性症状，此时需要卧床休息。患病期间注意营养，增强免疫力。

（5）患病期间不宜怀孕。

（6）复发病人药量应加倍复治。

● 家中有梅毒病人怎么办？

（1）切忌与患梅毒的配偶过性生活。

（2）在生活上尽量隔离，洗漱、饮食用具要与病人分开。

（3）照顾病人后要用流动水、肥皂仔细洗手，最好用消毒药对手消毒。

（4）病人用过的东西，尤其是厕所坐桶要用消毒药消毒。

（5）病人的内衣、内裤要消毒后洗涤。

（6）与病人有性接触的配偶应及时到正规医院或性病防治所检查，并督促病人彻底治疗、定期查血。

● 凡是梅毒都有传染性吗？

梅毒病程漫长，传染性随着病期的延长而逐渐减小。一期、二期的梅毒病人都具有较强的传染性，病人的皮肤、黏膜损害处有大量的苍白密螺旋体存在；潜伏早期的梅毒病人也有传染性。当病程超过 2 年，梅毒的传染性会逐渐减弱。与病程超过 2 年的梅毒病人有性接触，被感染的可能性很小了。病程越长，传染性越小。当病程超过 8 年时，其传染性已非常小了。

● 如何防治梅毒？

(1) 治疗：梅毒早期，对身体各个器官侵害还不大，容易治愈。而到了后期，身体各个器官组织遭到破坏，治疗比较困难。因此，早期诊断、早期治疗是治愈梅毒的关键措施。另外，要到正规医院进行规则、彻底的治疗，切不可相信江湖游医。

梅毒容易复发，患过梅毒的人还可能再患，因此，要定期复查。每 3 个月复查 1 次，两三年后，复查无任何临床症状、体征和相关指标阴性，才可以终止复查。

(2) 预防：人对梅毒没有先天免疫力，成年男女都容易感染，因此，预防第一。梅毒是一种性病，与其他性病的预防一样，最主要的预防措施就是遵守性道德，洁身自爱，不卖淫、嫖娼。另外，尽量避免不必要的输血。梅毒病人没有治愈，则不能怀孕。

● 什么是淋病？

淋病是淋病奈瑟菌（简称淋球菌或淋菌）感染的传染病，主要通过性活动进行传播。它是目前发病率最高、流行最广的性病。人是淋球菌的唯一天然宿主，而淋球菌又是一种黏膜寄生性细菌，主要侵犯黏膜，常常通过没有破损的黏膜直接侵入尿道、子宫颈内膜、肛门、眼结膜、咽喉等处，引起急性尿道炎、子宫颈炎、关节炎、肝炎、心内膜炎、脑膜炎等，甚至造成不孕不育、眼睛失明等严重后果。

● 淋病流行情况怎样？

淋病呈世界性流行。世界卫生组织估计，每年全世界有2亿淋病新病人。近年来，国内各省、市发病率都比较高，特别是经济相对发达的沿海地区。

淋病病人，不管有无症状，都是传染源。主要通过不洁的性活动传播，女性更容易感染。一个健康女性与一个患淋病的男性发生性关系，被感染的概率为80%～90%；而一个健康男性与一个患淋病的女性发生性关系，被感染的概率为20%左右。

● 淋病有哪些传播途径？

不卫生的性接触是淋病传播的最主要途径。另外，还有一些间接传播方式，如接触被污染的手、毛巾、衣裤、床上用品、马桶、浴盆等而受到感染。淋病孕妇羊膜腔内感染，可能将淋球菌传播给胎儿；产道感染可能会引起新生儿淋菌性结膜炎。

● 男性淋病病人有哪些表现？

一般感染淋球菌后7～14天发病，男性最常见的是急性尿道炎。起初自我感觉阴茎不适，尿道口发痒、轻度刺痛、红肿，并有稀薄的液体流出。大约 2 天后，液体变成深黄色或者黄绿色的脓液，甚至脓中带血，淋漓不止，并有尿频（一昼夜可能达数十次）、尿急、尿痛、排尿困难，排尿末疼痛加剧，疼痛就像针刺一样。凡是尿道炎持续 2 个月以上的，就称为慢性淋病。个人体质比较差或治疗不彻底都会转化为慢性。慢性淋病症状稍微减轻，排尿无力，排尿有刺痛感，与健康的时候相比，尿流变得很细，尿后滴沥不尽。大部分病人在早晨时，尿道有“糊口”现象，就是尿道口有少量浆液结痂封口。

如果没有得到及时治疗，还会出现其他并发症，如睾丸炎、前列腺炎、龟头炎等。

● 女性淋病病人有哪些表现？

女性感染淋球菌后，许多人没有任何症状或症状轻微，因而没有或不愿求医而延误了治疗良机。因女性泌尿生殖系统感染的主要部位是子宫颈内膜和尿道，故最常见的是淋菌性宫颈炎。其主要症状为阴道分泌物增多、尿痛、非经期子宫出血、经血过多等。分泌物初为黏液性，后转为脓性；有些人可出现尿道口红肿，有压痛和脓性分泌物。

如果不及时治疗，则可能出现发热、寒战、白带增多、下腹部疼痛、腹泻，并有里急后重（下腹部不适很想排出大便，然而又无法一泄为快）症状等急性表现。后期有盆腔炎、输卵管炎、输卵管卵巢脓肿等。

● 儿童淋病病人有哪些表现？

儿童患淋病的主要原因是抚育他们的父母或其他人是淋病病人，由于接触了污染的手、皮肤或衣服等而被传染，或与抚育人共用被褥、床单、便盆、毛巾等而引起感染。

男孩可能出现淋菌性尿道炎，排尿困难、尿道有分泌物，有时同时发生附睾炎。

女孩可能出现外阴炎和尿道炎，外阴部位疼痛、瘙痒、排尿困难和尿痛，阴道会出现脓性分泌物。当分泌物流到肛门附近时，会引起疼痛、瘙痒等刺激症状；严重的时候感染直肠，引起直肠炎。

● 治疗淋病需要注意什么？

治疗淋病的原则就是6个字：及早、正规和彻底。

及早就是及早发现，及时治疗。有些病人因为症状轻微，或因为有心理压力，难以启齿，不去医院就诊，或自己胡乱用药，可能延误了病情，造成严重后果。

正规就是正规治疗，病人要到正规的社区医院或地市级专科医院诊断治疗。不要轻信街头巷尾治疗性病的广告，那些都是江湖医生骗财的把戏。这些江湖医生没有接受过正规的医学教育，有些甚至连最基本的医学常识都不知道，他们利用性病病人羞于见人、急于治好的心理，不管是不是性病，不管是哪种性病，都会诱导病人购买他们推荐的“有特效”的昂贵药物，病人不仅损失了钱财，还延误甚至加重了病情。因此，淋病病人不要有侥幸心理，必须到当地正规的社区医院或专科医院接受正规的治疗。另外，如果病人已经结婚，则夫妻双方必须同时正规治疗，才能取得较好的治疗效果。

彻底就是彻底治疗，不能半途而废。有些病人治疗一段时间后，症状有所缓解，就放弃治疗，这是不行的。必须坚持治疗，还要定期复查，直到医生判断已经治愈才能停止治疗。如果还合并有其他疾病，必须同时治疗。

● 如何得知淋病已经治愈？

医学上的标准是，正规治疗结束后 2 周内，在无性接触史情况下符合以下两个标准即为治愈：

（1）症状和体征全部消失。

（2）治疗结束后 4～7 天，医院复查淋球菌涂片和培养，结果为阴性。

● 如何预防淋病？

（1）淋病奈瑟菌是非常脆弱的，一旦离开了人体，就很容易死亡。用加热、干燥或用一般消毒剂处理等方法都可以很快杀死淋病奈瑟菌。

（2）遵守性道德，洁身自爱，不从事不洁的性活动。如果夫妻一方是淋病病人，则另一方也要同时检查治疗。坚持分床、分被褥，治愈前不要过性生活。

（3）淋病病人的衣服、被褥、床单、毛巾，尤其内衣、内裤要用开水烫洗，或者用消毒液浸泡后再清洗；被褥等应经常放在阳光下曝晒。

（4）淋病病人的洗漱用具如漱口杯、牙刷、毛巾、面盆等要个人专用；病人大小便后要用肥皂、流动水和消毒液仔细清洗、浸泡手以后，才能做其他事情。卫生间、洗澡间要经常清洗和消毒。病人经常要接触的床、门、桌子、椅子等也要经常消毒、擦洗。

● 淋病治愈后还会再患吗？

会的。人类对淋病奈瑟菌的免疫力很低。淋病治愈后，体内会产生一些抗体，但是抗体非常弱，不足以抵抗淋病奈瑟菌的侵害。因此，如果再次感染淋病奈瑟菌，还会患病。对淋病应预防第一，规范自身行为，杜绝不卫生的性活动，严格执行预防淋病的方法，切断一切可能接触淋病奈瑟菌的途径。

● 什么是非淋菌性尿道炎？

非淋菌性尿道炎简称非淋，是由性接触传染的一种尿道炎，但在尿道分泌物中查不到淋病奈瑟菌。女性还有宫颈炎等生殖道的炎症。病原体多为衣原体、支原体、滴虫、疱疹病毒、假丝酵母（念珠菌），而衣原体、支原体的感染占80％以上，其中又以衣原体发病更为常见。

● 非淋菌性尿道炎的症状有哪些？

有婚外性接触史或配偶感染史，潜伏期为1～3周。

女性发生尿道炎可有尿频、尿急或排尿困难，宫颈炎则白带增多，宫颈充血或红肿、糜烂；阴道及外阴瘙痒等。

男性常有尿道内刺痒、烧灼感、刺痛，有时尿急及排尿困难，症状一般比淋病轻；尿道口充血或红肿，有浆液性、黏液脓性或白色稀薄分泌物，或晨起有“糊口”现象。

无论男性或女性，有很多病人无任何症状或症状很轻微，尤以女性为多。

本病可经产道传染，引起新生儿眼结膜炎、肺炎、鼻炎、中耳炎和女婴的阴道炎。

● 什么是生殖器疱疹？

生殖器疱疹是指由单纯疱疹病毒感染所引起的性传播疾病。单纯疱疹病毒存在于皮肤和黏膜损害的渗出液，精液，前列腺分泌液，子宫颈、阴道分泌液中。原发性生殖器疱疹主要通过性交传染。原发性生殖器疱疹消退后，残存的病毒经周围神经沿神经轴长期潜存于神经节，当机体免疫力降低或在某些激发因素（如发热、受凉、感染、来月经、胃肠功能紊乱、创伤等）的作用下，可使体内潜伏的疱疹病毒激活而复发。人类是疱疹病毒的唯一宿主。离开人体则疱疹病毒不能生存，紫外线、乙醚以及一般消毒剂均可使之灭活。在西方国家其发病率仅次于淋病和非淋菌性尿道炎，在我国亦为常见性病之一。本病发病率高，可通过胎盘及产道感染新生儿，导致流产及新生儿死亡；与宫颈癌的发生也有关。其危害较大，又无特效疗法，已受到人们的重视。

感染后平均 4～5 天，外阴发病部位先有灼热感，旋即发生成群丘疹，可为一簇或多簇，继之形成水疱。数日后演变为脓疱，破溃后形成糜烂或浅溃疡，自觉疼痛，最后结痂自愈，病程2～3周。皮损多发生于男性的包皮、龟头、冠状沟和阴茎等处，偶见于尿道口；女性则多见于大小阴唇、阴蒂、阴阜、子宫颈等处，亦见于尿道口。原发性生殖器疱疹往往伴有全身不适、低热、头痛等症状，局部淋巴结肿大。本病常复发；复发性生殖器疱疹较原发者轻，损害小，往往无全身性症状。

● 什么是软下疳？

软下疳又称第三性病，是由杜克雷嗜血杆菌引起的一种性传播疾病。过去，它的发病率仅次于梅毒、淋病，现在由于抗生素的普遍应用，它已成为一种少见病，但全国各地仍有不少病例报道。本病非常容易与梅毒的硬下疳及其他阴部溃疡性疾病相混淆。

本病的特征是生殖器部位的溃疡和附近的淋巴结肿大，局部疼痛剧烈。软下疳主要是通过性接触传播，男女之比为10：1。感染后经过2～6天的潜伏期发病。男性病人好发于冠状沟、包皮、龟头、肛门；女性病人好发于大阴唇、小阴唇、阴蒂、尿道、子宫颈、肛门，其他部位少见。

软下疳的皮损特征是初起损害为炎性小丘疹，周围绕以红斑，1天或2天后发展为脓疱，并扩大破溃后形成多发性、坏死性、锯齿状的痛性溃疡。溃疡表浅，底部有灰黄色猪油样脓苔，覆盖很多脓性分泌物；周围炎性红晕，触之柔软。溃疡数量初期为1个或2个，因自身接种，周围可出现2～5个成簇卫星溃疡，一般经过10～60天愈合。愈合后留有瘢痕。

● 什么是尖锐湿疣？

尖锐湿疣又叫生殖器疣、尖锐疣、性病疣，是由人乳头瘤病毒感染而引起的良性增生性疾病。“良性”是跟“恶性”相对应的。而“增生”男性主要表现在阴茎和肛门附近部位，女性主要表现在阴道、肛门等部位，呈增生的菜花状小突起，有时成群分布。该病好发于18～40岁的青壮年，是仅次于淋病的第二大性病。近年研究发现，该病与生殖器、肛门肿瘤的发生有关。

● 尖锐湿疣有哪些好发部位？

尖锐湿疣的好发部位主要是性活动所接触的部位，如生殖器和肛门。男性的好发部位依次为冠状沟、龟头、包皮、尿道口，偶尔可见于阴囊、口腔、耳朵、咽喉等处。男性同性恋者常见于肛门和直肠。女性的好发部位在阴唇、子宫颈、阴道、尿道及肛门周围，偶尔乳房、腋窝、口腔、耳朵等处也被感染。

● 尖锐湿疣有哪些表现？

发病早期，在感染部位出现针头大小的淡红色小丘疹。丘疹顶端稍尖，逐渐增大、增多，从针头到绿豆大小，表面粗糙不平，呈乳头状；继续增大至花生米大小，相互融合成菜花状、鸡冠状。表面湿润、柔软、糜烂，渗出液体，触碰容易出血。如果有脓性液体聚集，加上污垢等会出现恶臭味。大多数人感觉不到疼痛和瘙痒，只有少数人感觉有轻微疼痛和瘙痒。

● 尖锐湿疣是怎样传播的？

尖锐湿疣的传染源是尖锐湿疣病人和病毒携带者。传染源如果是病人，因为有典型的症状、体征而容易识别；如果是病毒携带者，由于没有症状、体征，容易被忽视，造成该病传播的危险性增大。性接触是该病最主要的传播途径。一个健康人与一个尖锐湿疣病人发生性关系，一次性接触就被感染的概率高达 50%～60%。病人或病毒携带者在被感染的 3 个月内传染性最强。另外，间接接触也能造成传播，如接触带有病毒的衣服、被褥、毛巾、便盆等日常用品，也可能被感染。

如果孕妇是尖锐湿疣病人，在生产过程中，可能将病毒传播给胎儿；在产后的亲密接触中，也可能将病毒传播给婴儿。

● 患了尖锐湿疣怎么办？

怀疑患了尖锐湿疣心理上不要恐慌，要立即到正规医院或性病防治所找有经验的医生进行确诊。不要自己在外面买药乱吃、乱涂，否则易造成皮肤、黏膜破溃，创面难以愈合。治疗期间，严禁发生性行为。为防止疣体创面感染，要在治疗部位施用消炎软膏。无论用什么办法消除疣体，都要每天早晚至少两次泡洗阴部病变部位，并遵照医嘱定期（一般 3 个月以内）到性病防治所复诊。

● 尖锐湿疣容易复发吗？

尖锐湿疣容易复发。其复发和再发的原因有以下几种：

（1）病人免疫功能降低是复发的主要原因。

（2）在治疗时，未彻底清除残余皮疹，或原来皮疹周围已经有感染，但肉眼不能辨别，经过一段时间后再发展成疣。

（3）夫妻双方交叉感染引起再发。

（4）因搔抓或个人卫生不良引起复发。

● 治疗和预防尖锐湿疣需要注意什么？

尖锐湿疣是一种性病，病人常常羞于启齿，不敢张扬，因此，常常相信一些街头或巷里的小诊所，随便开点药。这些诊所往往都没有诊治性病的专业资质，从而使病人的病无法得到及时有效治疗，留给病人的是无尽的痛苦和沉重的精神负担。尖锐湿疣也像淋病一样，常常复发，即使治愈了，如果不防范的话，还可能再患，因此，其治疗和预防的注意点同淋病。

● 什么是艾滋病？

艾滋病是获得性免疫缺陷综合征（AIDS）的俗称，是由人类免疫缺陷病毒（HIV）引起的慢性传染病。这种人类免疫缺陷病毒就是人们通常说的艾滋病病毒。因为从感染艾滋病病毒到发展为艾滋病病人的临床过程较长，有些需要15年以上的时间，所以称之为慢性传染病。艾滋病病毒主要侵犯和破坏人体的免疫系统，造成人体免疫功能低下。而人体在免疫功能低下的情况下，容易受到各种细菌、病毒等致病微生物感染，容易继发肿瘤。艾滋病传播速度快、病死率高，且目前尚无有效的治愈方法，故成为当前人类主要的致死性传染病之一。

●艾滋病病毒是怎样传播的？

艾滋病病毒传播的途径主要有以下三种：

1. 性接触传播

艾滋病主要的传播途径是性接触传播。艾滋病病人和艾滋病病毒感染者的精液和阴道分泌物中均含有艾滋病病毒。异性在性接触的时候，性器官的皮肤、黏膜容易被擦伤，尽管这种擦伤很轻微，我们肉眼可能看不见，自己也可能感觉不到疼痛或异常，但是如果其中一人带有艾滋病病毒，病毒就会通过擦伤的部位乘隙而入，进入到对方体内而造成感染。研究结果表明，异性性接触传播是目前世界上艾滋病病毒传播的主要方式。男性更容易传给女性，男性传给女性的概率是女性传给男性概率的 2～3 倍。

男性同性恋之间的传播危险性也比较大，因为男性同性恋之间性接触方式以肛交为主。一方阴茎插入到另一方的肛门内，容易造成肛管和直肠的黏膜损伤，而且肛门、直肠的环境是艾滋病病毒良好的生存环境，病毒容易进入体内而感染。

与艾滋病病人和艾滋病病毒感染者的性接触次数越多，受到感染的危险性越大。艾滋病病人和艾滋病病毒感染者的性伴侣越多，传播给别人的机会就越大。

2. 血液传播

输入了含有艾滋病病毒的血液、血液制品，都会造成人体感染。不安全的采血、注射或操作，使破损的皮肤、黏膜接触了含有艾滋病病毒的血液、体液的时候，也会感染艾滋病病毒。

静脉吸毒者常常共用没有消毒的注射器吸毒。如果共用的注射器被艾滋病病毒污染，则共用者很有可能被感染。另外，共用针头、手术器械、剃刀、牙刷等的时候，如果这些器具被艾滋病病毒污染而没有消毒的话，也可能被感染。

目前研究结果证明，器官移植和人工授精也包含在艾滋病病毒的血液传播途径中。

3. 母婴传播

已经感染了艾滋病病毒的孕妇，在分娩前，可能通过胎盘将艾滋病病毒传播给胎儿；分娩时，可能通过产道将艾滋病病毒传播给新生儿；分娩后，可能通过哺乳将艾滋病病毒传播给婴儿。

目前尚未发现艾滋病病毒可以通过呼吸道、食物、汗液、泪液、昆虫叮咬、握手、一般性拥抱、共用游泳池和厕所等途径传播的证据。

● 艾滋病在我国流行情况如何？

第一例艾滋病病人是1981年在美国首次报道的，至今世界上至少199个国家和地区发现了艾滋病。目前，亚洲是艾滋病传播最快的地区。我国从1985年发现首例艾滋病病人以来，已经进入快速增长期。所有省、直辖市都报道有艾滋病病毒感染者，比较严重的地区有云南、河南、新疆、广西、四川、广东等。估计目前我国艾滋病病毒感染者已经超过100万。主要是通过共用没有经过消毒的注射器注射毒品感染的，部分感染者通过采血、输血和性接触而感染。

● 感染艾滋病病毒后会有哪些症状？

从感染艾滋病病毒到发展成为艾滋病的全过程，是个比较漫长的过程，临床症状也错综复杂，基本上可以分为以下几期：

1. 急性感染期

人体感染艾滋病病毒后2～6周，感染者会出现发热、头痛、恶心、咽痛、关节痛、肌肉痛，有时皮肤上出现皮疹等，而这些症状和体征与上感并没有差别，持续3～14天，症状、体征就消失了。

2. 无症状期

在急性感染期后，数月到数年感染者没有任何临床症状，尽管表面上感染者是健康的，实际上病毒在体内已经持续繁殖，具有强烈的破坏潜力。由于没有临床症状，常常被忽视，给早期预防和发现病人造成很大的困难。

3. 艾滋病期

这个时期可能有以下五种表现：

(1) 全身性症状：比如发热，一般低热；食欲不好，体重明显减轻；夜间有盗汗现象；慢性腹泻，一天腹泻4次或5次，通常持续1个月以上仍不见好转；非常容易患上感等。

(2) 与神经系统有关的症状：如头痛、头晕，严重的可能发展为痴呆、羊癫风及下肢瘫痪。

(3) 机会性感染：就是一些侵袭力较低、致病力较弱的病原体（各种细菌、病毒、病原虫），在人体免疫功能正常时不能致病，但当人体免疫功能降低时，则为这类病原体制造了感染的机会。它们乘虚而入，侵入人体内，导致各种疾病，如卡氏肺囊虫肺炎、肺孢子菌肺炎、肺结核、口腔假丝酵母感染、病毒性脑炎、脑弓形虫病、隐孢子球虫病、隐球菌脑膜炎等。

(4) 继发性肿瘤：如非霍奇金淋巴瘤、卡波济肉瘤最为常见。30％～40％的艾滋病病人会患卡波济肉瘤，主要表现为高于皮肤的紫红色或紫蓝色的斑疹、斑块，开始发生在下肢，然后发展到身体躯干、颈部和性器官。

(5) 并发疾病：如慢性淋巴性间质性肺炎等。

另外，大多数艾滋病病毒感染者或艾滋病病人在病程中可发生皮肤、黏膜的病变，包括非感染性皮肤损害，如各种皮炎等；感染性皮肤损害，如带状疱疹、单纯疱疹、鹅口疮、毛囊炎等。

如果有注射吸毒史、输血史和不卫生的性接触史，当全身性症状如慢性腹泻、发热、盗汗等反复发作超过1个月时，就应该警惕了，需要到正规的医院咨询确诊。

● 艾滋病病毒感染者和艾滋病病人是一回事吗？

不是。艾滋病病毒感染者一般是指感染了艾滋病病毒但没有出现临床症状者。艾滋病潜伏期短至数月，长至15年以上，少数可以达到20年以上。在发展到艾滋病期之前，感染者外表上与健康人没有什么不同，他们和常人一样生活、学习和劳动。正是因为如此，艾滋病病毒感染者常常被忽视，因而病毒感染者对艾滋病病毒的传播有着最大的危险性。

艾滋病病毒在人体内不断繁殖、积累，持续破坏人体免疫系统。当人体的免疫系统破坏到一定程度时，艾滋病病毒感染者才出现艾滋病病人的一些典型症状，发展成为艾滋病病人。

● 艾滋病是性病吗？

是的，艾滋病是性病中的一种。性病是以性接触（已感染者与未感染者接触）为主要传播方式的一组传染性疾病的总称。也就是说性病主要通过性活动传染，性活动是艾滋病重要的传播方式。因此，艾滋病与其他性病有着非常密切的关系。其他性病病人增加了艾滋病的感染机会，防治艾滋病，一定要同时积极防治其他性病。

● 艾滋病病毒会通过日常活动传播吗？

不会。艾滋病病毒对外界环境的抵抗力较弱，离开人体后，很快就会失去传染性。因此，不会通过握手，拥抱，一般性接吻，共同进餐，共用办公用品、厕所、游泳池、电话等日常活动来传播。研究结果还表明，艾滋病病毒不会因为打喷嚏、咳嗽、蚊虫叮咬而传播。如果照顾艾滋病病毒感染者和艾滋病病人，只是一般的日常接触也不会感染。

● 哪些人容易感染艾滋病病毒？

严格说，每个人都有可能感染艾滋病病毒，只是有些人感染的机会小，而另一些人感染的机会比较大。艾滋病是行为病，一个人是否被感染，就取决于其行为。因此，一个人的行为决定了自己感染艾滋病病毒的危险程度。经过多年研究发现，下列行为更容易感染艾滋病病毒：

（1）卖淫和嫖娼，特别是有性病的人从事这些活动，更容易被感染。

（2）静脉吸毒者共用注射器或针头。

（3）男性同性恋与多个性伴侣发生肛交。

（4）经常卖血。

（5）与艾滋病病毒感染者发生性行为。

（6）母亲是艾滋病病毒感染者，其婴儿也容易被感染。

● 如何预防艾滋病？

艾滋病病毒在自然环境中的生存力是非常弱的，而且容易失去传染性。它一旦离开血液和体液，就失去了威力。高温和许多消毒剂都可以杀死艾滋病病毒。艾滋病可以算是行为病，没有危险行为，一般不会感染艾滋病病毒。最有效的预防方法就是自己形成良好健康的行为习惯。所以预防艾滋病要做到以下几点：

（1）遵守性道德，制约不良的性行为，洁身自爱。

（2）确保性行为安全，每次发生性行为的时候，能正确使用安全套。

（3）及时有效地治疗性病。

（4）不要与他人共用注射器、针头、剃须刀、牙刷等用具和用品。

（5）避免母婴传播。

（6）尽量避免不必要的输血和注射。

● 输血就会患艾滋病吗？

绝大多数情况下不会。输血传播是能够预防的，国家对采供血系统采取了非常严格的监测和监管措施，保持了一个相对安全完整的采供血系统。尽管有风险，每年通过输血挽救了数百万人的生命。但是，艾滋病病毒容易通过血液传播，如果接受了艾滋病病毒感染者的血液，就会感染。其他传染病如乙肝、丙肝等病毒也容易通过输血传播。因此，提倡在可以不输血的情况下，尽量避免输血。

● 使用安全套可以预防艾滋病吗？

可以。常说的安全套是男性在性交的时候戴在阴茎上的避孕套。如果在进行性活动的时候，坚持正确使用安全套，则可以很大程度上降低感染艾滋病病毒的机会。另外，安全套还可以预防性病和防止怀孕。但是也应注意，使用安全套并不能百分之百阻断艾滋病的传播。

● 避孕药可以预防艾滋病吗？

不行。女性服用避孕药可以防止怀孕，但不能预防艾滋病，也不能预防性病。另外，女性上环、结扎都只能防止怀孕，不能预防艾滋病和性病。

● 性生活前使用消毒剂可以预防艾滋病吗？

不行。艾滋病病毒在人体外是非常脆弱的，很多消毒剂比如洁尔阴等都能将其杀死。但是，消毒剂可以杀灭人体外的艾滋病病毒，却没有办法杀灭人体内的艾滋病病毒。在过性生活前对性器官进行消毒，只能杀灭其表面的艾滋病病毒，过性生活时排出的体液和精液中的艾滋病病毒照样可以引起感染。而且，皮肤和黏膜会被消毒剂损伤，艾滋病病毒更容易通过损伤的部位进入人体。因此，还是使用安全套比较好，既安全又有效。

● 如果家人感染了艾滋病病毒怎么办？

感染了艾滋病病毒的人，并不是艾滋病病人，在若干年内，仍然可以正常生活与劳动。而且，日常接触，比如拥抱、握手、共用卫生间、一起吃饭，以及咳嗽、打喷嚏、共用日常用具等都不会传染。因此，如果家人感染了艾滋病病毒，应做好以下几方面：

（1）自己和家人都要调整好心态，多了解一些关于艾滋病的知识。

（2）要从心理上给予感染者最大支持，减轻其心理压力，让其不要悲观失望，更不能绝望。不能孤立、歧视感染者，而应尽最大可能帮助感染者，减轻其遇到的各种烦恼和痛苦。

（3）鼓励感染者改变以前不健康的生活方式，戒烟、戒酒、戒毒，避免各种其他感染。

（4）注意调理感染者的饮食习惯，加强营养，并鼓励其经常锻炼身体，增强体质。

（5）陪同他（她）定期到疾病预防控制中心艾滋病门诊或艾滋病防治机构检查，听从医生指导进行药物控制。

（6）平时注意卫生，认真消毒被感染者污染的物品。焚烧如月经期间使用过的卫生用品等，用消毒剂［如含氯石灰（漂白粉）等］擦拭家中的地面、桌面及日常用具。感染者的衣物要单独清洗，用开水烫或洗涤剂清洗半小时以上。

（7）避免与其共用剃须刀、牙刷和注射器。

（8）不能让感染者献血。

（9）女性避免怀孕。过性生活的时候，坚持正确使用安全套。

● 怎么知道自己是否感染了艾滋病病毒？

做艾滋病病毒抗体检测，如果血液中有病毒抗体，则提示感染上了。我国各个省、直辖市及市级疾病预防控制中心、皮肤性病防治所及正规大型医院都可以进行艾滋病病毒抗体检测。具有感染艾滋病病毒高危险行为的人，如果怀疑自己被感染上艾滋病病毒，则可以到上述单位进行咨询和检测。国家明文规定，检测单位对被检测者进行严格保密和尊重，任何单位和个人都不能在未经本人同意的情况下将个人隐私信息泄露，因此，不必担心被泄密的问题。

● 艾滋病能治好吗？

目前还没有办法彻底治好艾滋病。但是不少新药问世，特别是著名的美籍华人科学家何大一发明的“鸡尾酒疗法”，就是几种药物同时使用，明显地降低了艾滋病的病死率，延长了病人的生存时间。现在全球的科学家都在加紧研制治疗艾滋病的新药，以期早日控制艾滋病。

● 为什么要进行早期艾滋病病毒抗体检测？

通过检测艾滋病病毒抗体，就可以查出是否被感染。由于到目前为止还没有特效药治疗艾滋病，因此，很多人认为，既然查出来也无法治疗，还徒增许多压力和烦恼，所以不愿意去检测。实际上，早期接受检测有许多好处，比如，检测结果为阴性，可以排除担忧。如果是阳性，应及早采取健康的生活方式，尽早接受治疗，延迟进入艾滋病阶段；尽早采取措施保护家人和他人，避免病毒进一步传播。

● 我国对艾滋病防治有什么政策吗？

鉴于艾滋病的危害性和当前严峻的流行形势，我国对此非常重视，于 2006 年颁布了《艾滋病防治条例》，并制定了防治艾滋病的“四免一关怀”政策：

（1）对农村居民和城镇未参加基本医疗保险等医疗保障制度的经济困难人员中的艾滋病病人免费提供抗病毒药物；

（2）在全国范围内为自愿接受艾滋病咨询检测的人员免费提供咨询和初筛检测；

（3）为感染艾滋病病毒的孕妇提供免费母婴阻断药物及婴儿检测试剂；

（4）对艾滋病病人的孤儿免收上学费用；

（5）将生活困难的艾滋病病人纳入政府救助范围。

另外，法律还规定未经本人或其监护人同意，任何单位和个人不得公开艾滋病病毒感染者、艾滋病病人及其家属的姓名、住址、工作单位、肖像、病史资料及其他可能推断出其具体身份的信息。

同时，我国将抗艾滋病病毒药品纳入城镇职工基本医疗保险及新型农村合作医疗报销目录和城乡医疗救助支出范围，向农民中的艾滋病病人和城镇经济困难的艾滋病病人免费提供抗艾滋病病毒治疗药品，对经济困难的艾滋病病人相关疾病治疗药品费用给予适当减免。再者，在医疗机构强制推广使用一次性注射器、输液器，防止艾滋病医源性传播；相关卫生部门联合社会各界力量大力宣传防治艾滋病的知识，推动安全套使用和高危人群的干预，都为控制艾滋病蔓延和传播做出了努力。

人兽共患病篇

生活在城镇社区的人们，远离农、林、牧，怎么能和人兽共患病搭上边呢？看看身边，有的家里养了宠物狗，主人与狗狗亲密无间——狂犬病就在身边；我们国家是猪肉消费大国，买来的生猪肉也有可能传播疾病！有点耸人听闻了，但事实如此，您需要了解下面的内容啦！

● 人兽共患病是怎么回事？

人兽共患病曾称为人畜共患病，是人类和动物之间自然传播的疾病，如乙型脑炎、血吸虫病、口蹄疫、猪链球菌病、狂犬病、钩端螺旋体病、炭疽、鼠疫等。这些病的病原体包括病毒、细菌、支原体、螺旋体、真菌、寄生虫等。这些传染病不管有没有人参与，都能在动物之间传播，所以也称为动物病。人兽共患病可以通过呼吸、接触传染，也可以通过吃肉或其他方式传染。生病畜禽的皮毛、骨骼、肉尸、血液、粪便、污水等，往往都会带有各种病菌、病毒和寄生虫虫卵等，如果处理不好就会传染给人。

● 什么是乙脑？

乙脑是流行性乙型脑炎的简称，是由乙型脑炎病毒引起的一种中枢神经系统急性传染病。夏、秋季节发病高。以前儿童多发，随着越来越多的儿童接种了乙脑疫苗，发病已经明显减少，而成年人、老年人发病率在增加。

● 乙脑有哪些类型？

（1）轻型：病人意识清醒，有不同程度的嗜睡（即想睡觉），一般无抽搐（俗称抽筋），体温通常为 38～39 摄氏度。多在 1 周内恢复。

（2）中型：病人昏睡或浅昏迷，偶有抽搐，体温常在 40 摄氏度左右。一般发病 10 天左右恢复，无后遗症。

（3）重型：病人昏迷，体温在 40 摄氏度以上，有持续性抽搐，可出现呼吸衰竭（呼吸功能严重障碍，安静休息时不能正常呼吸）。发病多持续在 2 周以上，恢复期常有不同程度的精神异常及瘫痪表现，部分病人可有后遗症。

（4）暴发型：起病急，病人有高热或超高热，1～2 天后迅速出现深昏迷并有反复强烈抽搐。如不积极抢救，可在短期内因喘不上气、缺氧而死亡。幸存者也常有严重后遗症。

乙脑临床症状以轻型和中型居多，约占总病例数的2/3。流行初期重型多见，流行后期轻型多见，暴发型较少见。

● 乙脑有哪些症状？

高热（腋温 39～40 摄氏度）、抽搐和呼吸衰竭是乙脑的三大症状。

（1）发病初期，体温在 1～2 天升高到 38～39 摄氏度，有头痛、呕吐、嗜睡等表现，小儿可有呼吸道症状或腹泻。严重病人有高热、昏迷、抽搐、吞咽困难、呛咳和呼吸衰竭等症状。

（2）病程第 4～10 天，体温高达 39 摄氏度以上，头痛加剧，可从嗜睡、昏睡到昏迷，严重者出现肢体瘫痪。深度昏迷病人可发生呼吸衰竭，如呼吸浅、抽泣样呼吸等，最后呼吸停止。

（3）恢复时，多数病人体温下降，头脑开始清醒，语言功能逐渐恢复；少数病人不能说话、瘫痪、智力出现问题等，经治疗在半年内恢复。半年后仍有上述症状称为后遗症。

● 人是如何感染乙脑的？

动物和人均可作为传染源（体内有病原体繁殖并排出的人和动物），其中猪和马是重要的传染源。在流行期间，猪的感染率为100％，马为90％以上，是本病重要的动物传染源。而病人及隐性感染者（感染了乙型脑炎病毒但并没有出现相应的症状者）不太容易把该病传染给别人。主要是通过蚊子（三带稀库蚊等）叮咬传播。

一般说来，人群普遍易感，但感染后发病的只占少数，多数人通过没有症状的隐性感染获得免疫力。病后免疫力强而持续时间久，很少有二次发病者。

● 乙脑和流脑是一样的吗？

乙脑和流脑不是一个病。乙脑就是人们常说的大脑炎，是经蚊子传染的、夏秋季流行的一种急性传染病，病原体是乙型脑炎病毒。

流脑是冬春季常见的急性传染病，由脑膜炎奈瑟菌引起，多见于儿童。病原菌经呼吸道进入人体后，部分进入血液形成脓毒症，最终局限于脑部形成脑膜炎。

因为致病原因不同，表现症状及治疗方法也不同。

● 患了乙脑怎么办？

乙脑病人必须住院治疗，因为高热、惊厥（又称惊风，表现以抽筋和意识障碍为特征）和呼吸衰竭这三大难关是无法在家中解决的。

对有后遗症的病人，要坚持针灸、按摩等全面干预治疗，不要放弃治疗。

乙脑的应急措施：保持病人安静、避免刺激，少量多次喝温开水、绿豆汤等。对高热者以镇静、降温为主，并根据情况使用药物，可进行中医针灸治疗。

● 如何治疗乙脑？

本病尚无特效疗法，对症处理好高热、抽搐和呼吸衰竭等危重症状，可以降低病死率和防止后遗症，具有重要意义。

（1）一般护理：应隔离治疗。对昏迷病人，应注意口腔、皮肤的清洁护理，应用牙垫或开口器，防止舌咬伤。给予流质饮食，并注意补充水分、维生素和葡萄糖液。

（2）高热治疗：以物理降温为主，如冷敷、放置冰袋、用30％～40％酒精擦浴等。

（3）惊厥治疗：应用地西泮（安定）、水合氯醛、苯巴比妥钠等药物。

如治疗不及时，病人病死率可高达10％～20％；部分病人（约30％）有不同程度的后遗症，如痴呆、半身不遂、精神失常、记忆力和智力减退等。因此，早期发现、早期诊断、早期治疗对降低病死率和致残率是很重要的。

● 如何预防乙脑？

（1）预防接种：接种乙脑灭活疫苗，流行区儿童在出生后6～8个月接种第1针最好。在第1针注射7～10天后再注射第2针。2岁时加强免疫1针；6岁和10岁时再各加注1针。疫苗免疫后1个月免疫力达高峰，故应在乙脑流行期开始前1个月完成接种。接种乙脑疫苗后，大多数儿童没有什么不良反应。仅个别儿童可在接种24小时后，在注射部位出现红肿、疼痛和微热，均属于正常反应，1～2天后即可自愈。极个别的儿童可出现过敏性皮疹。

儿童有发热、患急性疾病或在慢性疾病的活动期时，均应暂缓接种，待身体恢复后再补接种。患有脑神经疾病和严重过敏性体质的儿童不能接种乙脑疫苗。

（2）灭蚊防蚊，包括使用蚊帐、驱蚊剂等。

（3）隔离病人直到体温正常，隔离期应着重防蚊。

（4）搞好家畜卫生，仔猪应注射乙脑疫苗。

● 什么是血吸虫病？

血吸虫病俗称“大肚子病”，是由于人或牛、羊、猪等哺乳动物感染了血吸虫所引起的一种传染性的寄生虫病。血吸虫寄生在宿主人或动物的血管内，所产虫卵随粪便排出，在水中孵化出毛蚴；毛蚴感染中间宿主钉螺，在钉螺体内发育成熟后大量逸放出尾蚴；尾蚴钻入宿主人或动物，又发育成为成虫；成虫交配产卵，引起病害。

● 血吸虫是如何进入人体的？

血吸虫是人畜互通寄生虫。其宿主种类较多，主要有人及牛、猪、犬、羊、马、猫、鼠类等多种动物。病人及患病耕牛为主要传染源，其次，为受感染的羊、猪、犬、马、鼠类等。

传染源（此处指体内有血吸虫繁殖和排出的人和动物）的粪便进入有钉螺存在的水源，宿主因接触疫水（有病原体的水）而感染。①粪便入水：粪便污染水源的方式视各地居民的生产方式、生活习惯和家畜管理饲养方法不同而异。②钉螺存在：钉螺是血吸虫的唯一中间宿主，故仅限于有钉螺的地区，才有可能有血吸虫病流行。在我国，血吸虫病流行于长江两岸，及其以南的 12 个省、自治区和上海市，且以长江中下游地区较为严重。经过多年的防治，本病流行已基本得到控制。钉螺的感染率与水源污染程度有密切关系。钉螺多繁殖于水分充足、杂草丛生、潮湿荫蔽的灌溉沟或河边浅滩。钉螺可在地面活动，但活动范围有限，速度缓慢。然而，钉螺可附着于水面各种漂浮物体，如湖草、芦苇、船只等扩散到远处，使原有生长范围扩大。③接触疫水：在流行区，居民因各种生活和生产活动接触疫水而感染，如常因捕鱼、打草积肥、游泳、洗东西、洗脚等接触疫水，也可因光脚在有尾蚴的地面上行走，尾蚴从皮肤侵入。另外，尾蚴也可在饮用生水时从口腔黏膜进入体内。

● 血吸虫是如何引起人体发病的？

血吸虫生命有 7 个阶段：成虫、虫卵、毛蚴、母胞蚴、子胞蚴、尾蚴、童虫。尾蚴钻入皮肤，童虫发育为成虫，成虫成熟后交配产卵，虫卵沉积于肠道与肝脏等处组织内，血吸虫生活史中各发育阶段均可造成人体损害。当人接触含有血吸虫尾蚴的水时，尾蚴迅速吸附在人的皮肤上，经 10～

20秒钟，尾蚴即穿过皮肤进入人体内，人于是就感染了血吸虫。血吸虫卵随粪便落入水中，在适宜的温度和水质条件下，经过一定时间，虫卵孵出毛蚴；毛蚴周身长有许多纤细的毛，可以运动，当遇到水中一种叫“钉螺”的螺蛳后，毛蚴即从其向外伸出的软体部分钻入，并在钉螺体内发育并繁殖为大量尾蚴。成熟尾蚴并不久留在钉螺体内，但必须在有水的情况下才能从螺体逸出。当钉螺在水中或在有水珠的植物茎叶上爬行时，尾蚴便离开螺体进入水中。此时，如果人下水（如在湖区捕鱼、打湖草、抗洪、救灾等）或赤脚走在乡间的田埂上，就有感染血吸虫的可能。血吸虫尾蚴主要经皮肤侵入人体。但据调查，喝含有尾蚴的生水也可感染血吸虫，说明尾蚴可通过口腔黏膜进入人体。

由此可知，血吸虫病在人与人之间是不会互相传染的。

● 血吸虫病有哪些种类？

血吸虫病分急性、慢性和晚期三种。急性血吸虫病发病凶险，如不及时治疗可引起死亡。慢性血吸虫病一般无明显的症状，若不及时治疗，可发展为晚期血吸虫病。晚期血吸虫病主要表现为肝硬化和腹水等症状，重者丧失劳动能力，给家庭和社会带来沉重的负担。

● 哪些人更容易感染血吸虫？

钉螺受感染越严重的地区，其居民越容易感染，尤以15～30岁的青壮年因反复接触疫水而感染率较高。男性多于女性，夏、秋季感染者最为多见。儿童与非流行区人群一旦遭受感染可产生一定的免疫力，但是重复感染经常发生。

● 什么地方最容易患血吸虫病？

容易感染血吸虫的地方称为易感地带，一般是指人畜常到的感染性钉螺较多的地方。此外，也有大量尾蚴随水流扩散到无螺地区造成感染的情况。不同类型的疫区其易感地带的地方不相同。在水网地区，易感地带常常位于居民点附近，如居民因生产、生活常去的地方，或船民、渔民经常停靠船只的码头附近。在湖泊沼泽地区，易感地带大多是地势低洼、地形复杂、感染性钉螺密度高、人畜活动频繁的江湖洲滩、孤岛或新围堤垸尚未开垦的地段。丘陵和山间平坝地区的易感地带常在居民区附近的池塘、沟渠和小溪。高山型地区的易感地带主要为梯田。

● 什么季节最容易患血吸虫病？

一年四季都可能感染血吸虫，但在气温较高的4～10月份最容易感染。不同地区、不同职业、不同习惯的人感染血吸虫的高峰季节也不相同。

春季雨水多，气候温暖，最适宜钉螺活动，因此感染的机会较多。

夏季气温高，下湖、下河游泳、洗澡的人数多，接触疫水的时间长，身体暴露的面积也大。另外，在洞庭湖、鄱阳湖湖滨和长江沿岸等一些地区，洪水季节到来时，由于抗洪抢险突击下水人数增多，因此，受感染的人数也有可能增加。一般来说，急性血吸虫感染以夏季最为常见。

秋季温度也适宜钉螺活动，且又是捕鱼的好季节。因此，秋季同样是感染血吸虫的一个重要季节。

冬季不容易感染。但在某些血吸虫病流行区，气温不一定很低，仍有可能发生感染。

● 如何知道自己是否患了血吸虫病？

凡是生活在血吸虫病流行区或到过疫区的人，如果接触过有血吸虫的水，都有感染血吸虫的可能。当出现皮疹、发热、腹痛、腹泻、乏力、肝脏不适等症状时，就应该提高警惕。但也有较多的血吸虫感染者不出现或不立即出现上述症状。当怀疑自己感染了血吸虫时，就应该立即到当地血吸虫病防治站检查。

● 急性血吸虫病有哪些症状？

急性血吸虫病多发生于第一次感染血吸虫者。接触有血吸虫尾蚴的水后 1～2 天，有的人在接触部位的皮肤出现点状红色丘疹，奇痒。经过平均 40 天，多数在 3 周至 2 个月后出现症状。发热是急性血吸虫病的突出症状，还可有意识迟钝、昏睡、脉搏跳动缓慢等表现。病人体温中午后开始逐渐升高，傍晚时达到高峰，到午夜大汗热退，热退后病人自我感觉良好。发热可持续 1 个月左右，严重时可持续数月。各种抗生素对血吸虫病发热均无效，而经抗血吸虫治疗后发热可迅速消退。病人绝大多数有肝大，压肝脏时有疼痛感觉。感染较重或反复感染者可出现脾大。

● 慢性血吸虫病有哪些症状？

轻者有的无症状，或每日腹泻两三次，大便偶尔带少量血丝和黏液；重者可有腹痛、里急后重（腹部不适很想排出大便，然而又无法一泄为快）、菌痢样粪便等。这样的症状有时轻有时重，有时恢复有时复发。病人有不同程度的乏力、贫血、消瘦、营养不良和劳动力减弱，多数病人有肝、脾大。

● 晚期血吸虫病有哪些症状？

反复或重度感染血吸虫尾蚴，未及时治疗或治疗不彻底可形成血吸虫性肝硬化（各种原因导致肝细胞变性和死亡，引起肝脏变硬）而发展为晚期血吸虫病。晚期血吸虫病主要有以下几种类型：

（1）腹水型：病人腹大如鼓、食欲缺乏、面色萎黄、消瘦苍老。

（2）巨脾型：脾脏明显增大。

（3）侏儒型：儿童或青少年患了晚期血吸虫病后，可有生长发育障碍。青春期身体矮小、性器官不发育、没有生育能力，成为先衰的"小老人"，被称为侏儒。有的侏儒同时伴有腹水、巨脾等情况。

（4）结肠增殖型：表现为腹痛、腹泻、便秘，或腹泻与便秘交替出现，可有血便和黏液便，大便之后仍有排便的感觉。

● 为什么有的血吸虫病人没有明显的症状？

血吸虫病症状和体征的轻重与感染血吸虫的数量和感染者自身的免疫力有很大关系，与感染血吸虫的数量大致成正比。感染轻者可没有任何表现。体质强壮、营养良好的人与体质虚弱、营养不好的人相比，感染血吸虫的数量相同，前者所出现的症状一般比后者轻。

● 如何预防血吸虫病？

（1）不在有钉螺的湖水、河塘、水渠里进行游泳、戏水等接触疫水的活动。

（2）因生产、生活和防汛需要接触疫水时，要采取涂抹防护油膏、穿戴防护用品等措施，预防感染血吸虫。

（3）接触疫水后要及时到医院或血吸虫病防治机构进行检查和早期治疗。查出的病人要在医生的指导下积极治疗。

（4）生活在疫区的群众要积极配合血吸虫病防治机构组织开展的查螺、灭螺、查病和治病工作，以及对家畜的查病和治疗工作。

（5）改水改厕，防止粪便污染水源，保证生活饮用水安全，改变不利于健康的生产、生活习惯，是预防血吸虫病传播的重要措施。

● 用药物灭螺要注意哪些事项？

（1）做好施药人员的防护工作，确保施药人员的安全。

（2）施药人员应熟练掌握各种灭螺药物的性能和使用方

法，包括用药量的计算、适用环境和操作程序等。在现场灭螺时要严格按照规定剂量和操作程序施药。

（3）在不同时间和地点，采用合适的灭螺方法。在水位稳定、水体又不很深的有螺环境，应尽量采用浸杀法灭螺。

（4）在药物灭螺时要注意天气和气温的变化。由于一般的杀螺药的杀螺作用都与温度和钉螺接触药液的时间有关系，因此，药物灭螺时，气温最好在20摄氏度以上。同时还要注意天气变化，在大雨或暴雨前不宜施药，以免药液流失，不仅影响灭螺效果，而且还会造成公害。

（5）采取有效措施防止药液流入鱼塘和河道。

（6）必须做好灭螺现场的保护工作，防止灭螺堤坝被人开挖，或浸杀沟渠被人破坝放水。

（7）加强灭螺药物的保管工作，防止被盗或送人。

● 什么是狂犬病？

狗和猫都是人类的好朋友。然而，这些可爱的小狗、小猫却有可能向人传播一种急性传染病——狂犬病。狂犬病是由狂犬病病毒引起的一种人兽共患传染病。动物患了狂犬病俗称疯动物，如疯狗、疯猫、疯狼等。狂犬病主要在动物间传播，但如果人被疯动物咬伤、抓伤、舔过就可能感染狂犬病病毒，就有可能患狂犬病。狂犬病是至今为止人类病死率最高的急性传染病。目前还没有有效的治疗方法，病人病死率高达百分之百。

● 狂犬病病毒有什么特性？

狂犬病病毒形状像颗子弹，一端平凹，另一端钝圆，当然这需要借助高倍显微镜观看，肉眼是看不到的。这种病毒怕太阳晒、怕高温煮、怕酒精消毒，但在低温下可存活数年，在病死的动物尸体内可存活1周以上。狂犬病病毒进入动物体内后，一代一代繁殖出更多的病毒。这些病毒沿着神经往上扩散到中枢神经系统，也就是大脑和脊髓，破坏那里的神经细胞；然后病毒又从中枢神经系统向全身扩散，进入全身各个器官，特别是唾液腺。唾液腺就是口腔里生产唾液的那些“小工厂”。如果这些“小工厂”里聚集了大量的狂犬病病毒，生产的产品——唾液就含有病毒。这就是为什么被疯狗咬伤后有可能感染狂犬病病毒的原因了。

● 哪些动物能传播狂犬病？

狗、猫、猪、牛、羊、马、驴，以及野生动物狼、狐狸、野猪、虎、豹、鼠等都可能传播狂犬病。另外，患狂犬病的人也是传染源，但由人传染人者很少。据调查，外貌看起来很健康的家养狗，其唾液含狂犬病病毒的概率达10%，所以不要以为被家里养的看起来很正常的狗、猫咬了就没关系，如果不及时有效地进行处理，同样有感染狂犬病的危险。

● 狂犬病病毒通过哪些途径进入人体？

（1）被唾液中含有狂犬病病毒的动物咬伤而感染。如果狂犬病动物舔了人的伤口，其唾液中的狂犬病病毒也有可能污染伤口而进入人体。

（2）唾液中含有狂犬病病毒的动物用舌头舔人的黏膜、口腔、肛门和外生殖器也有可能造成感染。

（3）宰杀疯动物、剥疯动物的皮、接触疯动物污染的物品时，狂犬病病毒可通过身上破损的皮肤进入人体。

（4）在动物实验中，饲养员给动物喂含有狂犬病病毒的食物时也可以被感染。

● 人患了狂犬病有哪些症状？

从感染狂犬病病毒到发病这段时间叫潜伏期。潜伏期没什么症状，跟正常人一样。潜伏期短至几天，长则十几年。

发病早期，病人多有发热、头痛、全身无力、烦躁不安等，接着对声音、光线、风等刺激敏感而喉头发紧，已愈合的伤口附近有麻木、发痒、疼痛等感觉，胳膊、腿上像有蚂蚁在爬。接着病人进入兴奋期，表现为非常恐惧的样子，怕水、怕风、呼吸困难，病人虽然很渴却不敢喝水，甚至听见水声或听到“水”字也可引起喉部肌肉严重痉挛，无法呼气；严重时全身疼痛性抽搐。兴奋期持续两三天后，病人会安静下来，进入瘫痪期，全身瘫痪，呼吸、血液循环衰竭而死亡。整个狂犬病病程一般不超过 6 天。

● 狗患了狂犬病是什么样？

狗患了狂犬病与病人的症状相似，在前期多表现为胆小、害怕，对主人似乎比以前更驯服，但轻微刺激就咬人。

有些病犬变得离群，对主人也不理不睬。进入兴奋期后，病犬起卧无常，乱叫乱咬，随后出现进食困难，声音嘶哑，走路不稳，耷拉着尾巴，流着口水，最后进行性瘫痪、呼吸停止而死亡。整个病程就两三天。

● 如何预防狂犬病？

目前，世界上还没有治愈狂犬病的报道。控制狂犬病最重要的措施是预防。控制传染源、切断传播途径、正确处理被疯动物咬伤或抓伤的伤口，并及时接种狂犬病疫苗，可以有效预防狂犬病。

● 怎样控制狂犬病的传染源？

控制狂犬病的传染源主要是给家养狗注射兽用狂犬病疫苗、消灭流浪狗和猫，以及捕杀可疑的病狗、病猫等病动物。给家养的狗接种狂犬病疫苗后，狗不患狂犬病、不携带狂犬病病毒，与我们朝夕相处自然比较安全了。一般县级以上的兽医站都有动物接种门诊。对疯狗、疯猫及其他疯动物应立即消灭，以免伤人。病死的狗、猫等动物应焚烧或深埋。对其他不明原因死亡的猫、狗等动物也应深埋，千万不要剥皮食肉增加患病的危险。

● 怎么切断狂犬病的传播途径？

切断狂犬病的传播途径首先是不要接触这些可能携带狂犬病病毒的动物。家里不要养猫、养狗，邻居街坊家养有猫、狗应躲得远远的。若家里养了这些小东西，那就教育你的家人和朋友，和这些猫、狗要亲密有度，不要人和狗吃住不分、人猫共枕；身上有伤口时不要让猫、狗用舌头舔；不要和猫、狗亲吻；不要挑逗刺激猫、狗；及时清理它们的排泄物；多给它们洗洗澡。

另外，野外作业或旅游时，应尽量避免被鼠类及其他野生动物咬伤、抓伤。

● 被动物咬伤或抓伤后怎样正确处理伤口？

被猫、狗等动物咬伤或抓伤后，或人身上的其他伤口被其用舌头舔后，不管这些动物看起来是否有病，都应该尽快清洗伤口并注射狂犬病疫苗，伤口局部处理越早、越彻底越好。处理伤口应做好以下三步：

（1）就近用肥皂水或清水彻底冲洗伤口至少 20 分钟。冲洗的目的是把伤口上的狂犬病病毒冲掉，防止病毒进入体内。

（2）尽快到附近的社区卫生服务中心、医院或疾病预防控制中心对伤口进行消毒处理。

（3）消毒后的伤口只要没有伤到大血管，尽量不缝合，也不包扎；伤口不要涂软膏，根据天气气温情况尽量把伤口暴露出来；如果伤口较大或面部重伤影响面容时，确实需要缝合伤口的，医生会按狂犬病暴露后处置规范进行处理。

● 为什么被动物咬伤的伤口主张不缝合、不包扎？

一般情况下被动物咬伤的伤口不整齐，清洗一次往往洗不干净，需要多次反复冲洗；另外，开放性的伤口有利于伤口的分泌物排出。如果把伤口包扎得严严的，伤口里面可能存在的狂犬病病毒排不出来会增加患病的危险。

● 被动物咬伤后需要哪些治疗？

除了清洗、消毒伤口及注射狂犬病疫苗外，如果伤口较大、失血较多或咬伤大的血管和神经可能需要住院治疗，以便医生随时观察伤口愈合情况及伤者的全身情况。一般轻微咬伤，医生会给予注射破伤风针和口服消炎药，然后让其回家治疗，门诊随访观察。

● 什么是狂犬病疫苗？

凡被可疑动物咬伤、抓伤，不分年龄、性别均应在处理伤口后尽快接种狂犬病疫苗。

狂犬病疫苗分人用和兽用两种。人用狂犬病疫苗就是专供人使用的、可以预防狂犬病的一种预防针药。注射狂犬病疫苗后，人体会产生一种具有保护作用的抗体。这种抗体可以使人体对狂犬病拥有免疫力，把体内的狂犬病病毒消灭掉。狂犬病病毒都被消灭了，自然就不会患狂犬病了。但是，这种抗体并不是打了狂犬病疫苗就立马产生，一般要疫苗全部接种完后机体才能生产出足够多的抗体。所以，一旦被动物咬伤后要抓紧时间尽快注射狂犬病疫苗，与可能已进入体内的狂犬病病毒赛跑，赶在病毒致病之前把武器——抗体生产出来就最好不过了。

动物狂犬病疫苗就是专供动物用并可预防狂犬病的一种

针药。

● 到哪里接种狂犬病疫苗？

人接种狂犬病疫苗要到正规的医院、社区卫生服务中心或当地的疾病预防控制中心。保存、运输狂犬病疫苗对温度有特殊的要求，常温下疫苗是要失效的，打了也白打。所以最好不要到没经过卫生行政部门许可的个体诊所打狂犬病疫苗。

给狗、猫打狂犬病疫苗应到兽医站去注射。

● 人用狂犬病疫苗怎么使用？

接种狂犬病疫苗是预防狂犬病最有效、最重要的措施。对于一般咬伤者，于咬伤当天（0 天）、第 3 天、第 7 天、第 14 天、第 28 天各注射 1 针，共 5 针。如果是身上多处皮肤出血性咬伤或确定是被疯动物咬伤等严重情况时，还应立即在伤口周围注射抗狂犬病血清或免疫球蛋白。

凡有接触狂犬病病毒危险的人员，如兽医、动物饲养员、屠宰厂工人等为预防狂犬病可以在未被咬伤前进行预防注射，即注射当天、第 7 天、第 28 天各接种 1 针，共 3 针，以后每年加强 1 针。

狂犬病疫苗于上臂三角肌进行肌内注射，禁止臀部注射。

● 狂犬病疫苗没按程序接种怎么办？

0、3、7、14、28 接种程序是有科学依据才这么安排的。按时、全程、足量接种才能使机体产生足量的抗体，不然就可能会影响接种效果，所以 5 针都应按时接种。如果因种种原因没按时接种，一定要赶快补上，不要半途而废。

● 以前被狗、猫等动物咬伤未接种狂犬病疫苗，有没有必要补种？

我们知道狂犬病有潜伏期，对已经发病的人来说补接种疫苗显然来不及了。但只要现在还没有发病，最好补接种。宁补勿缺更为安全。

● 接种过狂犬病疫苗的人再次被动物咬伤，还需要接种狂犬病疫苗吗？

需要。一般来说，曾经全程接种过 5 针，现在又被动物咬伤，时间没超过 1 年者，应于咬伤当天和第 3 天各接种 1 针；如果时间已经超过 1 年了，那么应该重新全程接种，即再按程序接种 5 针。

● 接种狂犬病疫苗有什么禁忌证？

（1）因为狂犬病是致死性疾病，所以凡被可疑动物咬伤后，不论什么情况下都应立即接种狂犬病疫苗，没有任何禁忌证。

（2）对咬伤前的预防性注射，已怀孕妇女、急性发热病人、过敏性体质者应该推迟接种。

● 接种狂犬病疫苗后有什么不良反应？

狂犬病疫苗是安全可靠的，一般无不良反应；极少数人可能出现接种部位红肿、硬结，这些短时间内是可以自行恢复正常的；若反应较重，如出现红肿范围较大，伴有高热、荨麻疹等情况，一定要到医院请医生对症处理。

需要注意的是，即使发生以上不良反应，原则上还是应该坚持把狂犬病疫苗全程接种完。

● 接种狂犬病疫苗期间饮食起居上应注意什么？

（1）首先被咬伤者精神上不要太紧张，应尽量避免情绪过于激动。

（2）不要喝酒，包括白酒、红酒、啤酒及其他含酒精的饮料；不喝浓茶、咖啡等使神经兴奋的饮料；少吃辣椒、花椒等刺激性食物。

（3）可正常参加一般的工作、劳动，但应避免做剧烈运动、劳动，应多休息。

● 被接种过狂犬病疫苗的猫、狗咬伤还需要打狂犬病疫苗吗？

接种任何疫苗都不可能百分之百成功，狂犬病疫苗也一样。虽然明知猫、狗已经接种了合格的兽用狂犬病疫苗，并且还在有效期内，但是，在还不能确定咬人的猫、狗到底是否带狂犬病病毒时，最好还是立即清洗、消毒伤口，并及时接种人用狂犬病疫苗，这样比较安全。

● 孕妇被狂犬咬伤能不能接种狂犬病疫苗？

孕妇接种狂犬病疫苗不会影响胎儿的正常发育。被疯动物咬伤，不论是谁，都有患狂犬病的危险，而狂犬病是致死性疾病，患病后病死率为百分之百，所以接种狂犬病疫苗就格外重要。孕妇被动物咬伤同样应立即处理伤口并尽快接种狂犬病疫苗。目前，没有证据证明狂犬病疫苗对胎儿有害。

● 婴幼儿被动物咬伤、抓伤也要接种狂犬病疫苗吗？

是的，婴幼儿被动物咬伤、抓伤同样也要接种狂犬病疫苗。婴幼儿中枢神经系统和机体的免疫功能都还不健全，免疫力更弱，患狂犬病的危险性也就更大。所以，婴幼儿在被咬伤、抓伤后也要像大人一样接种同样剂量和针次的狂犬病疫苗，只不过疫苗的接种部位不在胳膊上而是在大腿前侧。婴幼儿的个子矮、防卫能力差，有时被家里的猫、狗伤着了又不说或还不会说，伤口往往在上肢或面部，危险性很大。因此，家里养有猫、狗的一定要照顾好家中的孩子。

● 被动物隔着衣服咬后皮肤只有牙印，有无必要接种狂犬病疫苗？

只要皮肤确实没被咬伤，就不需要接种狂犬病疫苗，因为动物的唾液很难通过完好的皮肤进入人体内。但是，一旦皮肤上留有明显的牙印就不能麻痹大意了，因为有牙印就意味着可能有肉眼难以看清的皮肤损伤，狂犬病病毒就有可能顺着牙印侵入人体。因此，被咬者只要有牙印，就应立即清洗伤口并接种狂犬病疫苗，以防不测。

● 被健康动物咬伤也会患狂犬病吗？

被真正健康的动物如猫、狗咬伤或抓伤是不会患狂犬病的。但是，有的动物从外表看很健康，而实际上它体内携带有狂犬病病毒，其分泌的唾液中就有狂犬病病毒。被这样的动物咬伤、抓伤就有患狂犬病的危险。

● 被疯动物咬伤就一定会患狂犬病吗？

被疯动物咬伤、抓伤的人，即使因种种原因未注射狂犬病疫苗也不一定都发病。影响发病的因素与被咬动物的种类、狂犬病病毒毒株的强弱、受伤者的年龄、咬伤的部位、伤势轻重以及伤口处理情况有关。一般来说，年龄越小、咬伤的部位越靠近中枢神经系统、伤势越严重、伤口未及时有效处理危险性就越大。

● 狗、猫的粪便是否会传播狂犬病？

狗、猫的粪便一般不会传播狂犬病。只要这些排泄物不碰到人体的伤口，基本上不会传染狂犬病。

● 为什么极少数人接种了狂犬病疫苗并联合使用了抗狂犬病血清还是患了狂犬病？

人被疯动物咬伤、抓伤后接种了狂犬病疫苗并联合使用了抗狂犬病血清，一般是不会患狂犬病的。若仍患了狂犬病，那可能是由以下原因造成的：

（1）没有及时、彻底处理伤口，以致狂犬病病毒在伤口处大量繁殖并进入神经系统。这样，受伤者即使全程、足量接种了狂犬病疫苗并联合使用了抗狂犬病血清也难免发病。所以请记住：及时、正确处理伤口为第一重要预防措施。

（2）接种狂犬病疫苗和抗狂犬病血清不及时。

（3）没能坚持全程接种或接种剂量不足。

（4）接种的疫苗或抗狂犬病血清为质量不合格药品，没起到应有的作用。

（5）自身免疫功能低下或接种期间服用了抑制免疫功能的药物，导致接种的狂犬病疫苗和抗狂犬病血清没起到应有的作用。

● 什么是高致病性禽流感？

禽流感是由甲型流感病毒引起的一种人兽共患的急性传染病，容易在鸟类（尤其是鸡）之间引起流行，过去在民间称作鸡瘟。禽类感染后病死率很高。

根据禽流感病毒的致病力大小，可将其分为高致病性、低致病性和非致病性三大类。高致病性禽流感传播快、危害大，我国将其列为甲类动物疫病。即便是由低致病性病毒引起的禽流感暴发，采取紧急控制措施也是十分重要的。研究结果显示，一些刚开始是低致病性的病毒，如果让其在禽类中流行，6～10 个月有可能变异为高致病性毒株。而高致病性禽流感病毒可以直接感染人类。

● 禽流感如何传播？

人禽流感的传染源主要是病禽和带病毒禽，包括水禽和飞禽。目前还不能认为人类是禽流感的传染源。禽流感病毒可通过消化道和呼吸道进入人体。如果直接接触带有相当数量病毒的物品，如家禽的粪便、羽毛、呼吸道分泌物、血液等，可引起感染。禽流感病毒也可经过眼结膜和破损皮肤引起感染。

● 哪些人群易感染禽流感病毒？

根据我国卫生部发布的《人禽流感诊疗方案（2005版）》，一般认为，人类对禽流感病毒并不易感。尽管任何年龄均可被感染，但在已发现的感染病例中，13岁以下儿童所占比例较高，病情较重，属于易感人群。

● 高致病性禽流感的流行特点是什么？

高致病性禽流感一年四季均可流行，但在冬季和春季容易流行。各种品种和不同日龄的禽类均可感染高致病性禽流感，发病急、传播快，对禽类的致死率可达100％。按照国家规定，凡是确诊为高致病性禽流感后，应该立即对3公里以内的禽只全部捕杀、深埋，并对其污染物做好无害化处理。

● 人感染高致病性禽流感有哪些症状？

人感染高致病性禽流感后，起病很急，早期表现类似普通型流感。

病人主要表现为发热，体温大多数在 39 摄氏度以上，持续 1～7 天，一般为 3～4 天，可伴有流涕、鼻塞、咳嗽、咽痛、头痛、全身不适，部分病人可有恶心、腹痛、腹泻、解稀水样便等消化道症状。

除了上述表现之外，感染高致病性禽流感的重症病人还可出现肺炎、呼吸窘迫等表现，甚至可导致死亡。

● 人禽流感和流感有什么区别？

流感一般分为三种，即甲型、乙型和丙型。乙型和丙型流感一般只在人群中传播，很少传染到其他动物。甲型流感大部分是禽流感。禽流感病毒一般很少使人发病。

禽流感主要在鸟类中间传播，偶可感染至人。其临床表现与人类流感相似，但人禽流感症状重、并发症多、病死率高，疫苗接种无效，与普通流感有一定区别。相关内容见呼吸道传染病篇。

● 家禽出现哪些状况时可能是禽流感？

（1）不听人招呼，包括无法站立或行动。

（2）羽毛很乱。

（3）呼吸困难。

（4）进食减少。

（5）没有精神。

（6）冠和肉垂发蓝色。

（7）头、眼睑、冠、肉垂和后踝出现水肿。

(8) 腹泻物像水一样。

(9) 在腿和脚上见到出血点。

(10) 鼻腔分泌物内有血。

(11) 下蛋数量突然减少。

(12) 下软壳蛋。

● 如何处理生病和死亡的家禽？

(1) 发现家禽生病或病死后请立即向当地的农业部门报告。

(2) 不要随意丢弃已死家禽。

(3) 不要将死禽丢到河、湖中。

(4) 将死禽尸体装入塑料袋中；如果没有塑料袋，可将死禽尸体暂时放在远离其他家禽类以及儿童，或放在其他人接触不到的地方。

(5) 请当地农业部门的专业人员来处理死禽尸体，或把病死家禽的尸体烧掉或是埋在深处。这样可以防止狗、猫或其他动物找到死禽的尸体。在远离养殖场的地方烧或深埋死禽的羽毛和其他污染物。

(6) 不要吃死禽肉。

(7) 不要买、卖死禽肉。

● 如果认为自己可能接触了病死的家禽怎么办？

如果认为自己可能接触了病死的家禽，应密切留意自己的身体健康状况 10 天。在这 10 天内，如果出现头痛、咳嗽、咽痛或呼吸困难等症状，应立刻去医院就诊。将这些症状如实告诉医生，并告诉医生自己可能接触过病死禽。这些信息可以方便医生实施适当的诊断、治疗。

● 高致病性禽流感会经蛋传播吗?

高致病性禽流感在禽群之间的传播主要依靠水平传播，如空气、粪便、饲料和饮水等。实验结果表明，感染了高致病性禽流感病毒的鸡所生的蛋中含有禽流感病毒，因此不能完全排除垂直传播（通过母鸡传给下一代小鸡）的可能性。不能用污染鸡群的种蛋作孵化用。

● 吃鸡、鸭、鹅肉会被传染高致病性禽流感吗?

禽流感病毒不耐热，在 100 摄氏度下 1 分钟即可被杀死。禽肉煮熟后食用是安全的。如果未经煮熟、煮透食用，病毒有可能进入人体。最好是不吃来自疫区的家禽。目前，检疫部门已经采取紧急防范措施，正规市场的家禽基本可放心食用，关键是要煮熟、煮透。

● 防治人感染高致病性禽流感的关键是什么?

防治人感染高致病性禽流感关键要做到“四早”，即对疾病要早发现、早报告、早隔离、早治疗。

（1）早发现：当自己或周围人出现发热、咳嗽、呼吸急促、全身疼痛等症状时，应立即去医院就医。

（2）早报告：发现人感染高致病性禽流感病例或类似病例，及时报告当地医疗机构和疾病预防控制机构。

（3）早隔离：对人感染高致病性禽流感病例和疑似病例要及时隔离，对密切接触者要按照情况进行隔离或医学观察，以防止疫情扩散。

（4）早治疗：确诊为高致病性禽流感的病人，应积极开展救治，特别是对有其他慢性疾病的人更要及早治疗。经过抗病毒药物治疗以及使用支持疗法和对症疗法，绝大部分病人可以康复出院。

● 日常生活中怎样预防人感染高致病性禽流感？

（1）健康的生活方式对预防人感染禽流感非常重要。平时应加强体育锻炼，适当休息，避免过度劳累，不吸烟，勤洗手，打喷嚏或咳嗽时掩住口鼻。

（2）保持室内清洁，保持地面、天花板、家具及墙壁清洁，确保排水道通畅；保持室内空气流通，应每天开窗换气两次，每次至少10分钟，或使用抽气扇保持空气流通；尽量少去空气不流通的场所。

（3）注意饮食卫生，进食禽肉、蛋类要彻底煮熟，加工、保存食物时要注意生、熟分开；养成良好的卫生习惯，搞好厨房卫生，不生吃禽肉和内脏，解剖活（死）家禽、家畜及其产品后要彻底洗手。

（4）发现禽流感流行时，应尽量不与禽类接触，特别是儿童应避免密切接触家禽和野禽。

（5）流行期应尽量避免到禽类养殖场、候鸟迁徙自然区等地方参观。

（6）若有发热和呼吸道症状，应戴上口罩，尽快就诊，并切记告诉医生发病前有无外游或与禽类接触情况。

(7) 非疫区可注射 H5N1 型高致病性禽流感的疫苗预防。

● 防止禽流感传给人应该注意什么?

(1) 不要吃病禽和死禽。

(2) 在没有戴手套的情况下，不要接触病禽和死禽。

(3) 不要让儿童接触病禽和死禽或捡禽类的羽毛。

(4) 不要贩卖来自禽流感流行地区的家禽。

(5) 不要将病禽和死禽运出疫区。

(6) 不要饮用未经煮沸或消毒处理过可能被家禽或野禽污染了的水。

(7) 不要在野禽出现的池塘、河、湖中游泳。

(8) 如果怀疑某人患有禽流感，在照顾时注意尽量减少直接接触。

(9) 不要与可能患有禽流感的人睡同一个房间。

(10) 如果怀疑某人患有禽流感，请联系医生，或带可疑者去看医生。

(11) 如果自己出现禽流感的症状，请尽可能待在家里，让别人去请医生治疗。

(12) 如果接触了疫区的家禽，请立即认真洗手。

(13) 如果地方政府发出禽流感疫情警告，请配合和遵守政府的规定和指导。

(14) 请不要去人群拥挤的地方，减少不必要的身体接触(如握手)。

● 发生禽流感时，孕妇和儿童需要注意什么？

（1）不要让儿童靠近或接触病禽和死禽，不要让他们捡家禽类的羽毛。

（2）让儿童和孕妇远离家禽，不要让他们捡蛋。

● 高致病性禽流感要不要治疗？

禽类发生高致病性禽流感时，因发病急、发病率和病死率很高，目前还没有好的治疗办法。按照国家规定，凡是确诊为高致病性禽流感后，应立即对3公里以内的全部禽只捕杀、深埋，对其污染物做好无害化处理。这样，可以尽快扑灭疫情，消灭传染源，减少经济损失。这是扑灭禽流感的有效手段之一，应该坚决执行。

● 对人感染的禽流感有什么治疗方法？

H5N1型禽流感病毒引起的禽流感病情，比一般流感严重，病人可能需要住院治疗。某些抗病毒药物对病情可能有效，但这些药物有不良反应，必须听从医生指示，小心使用。

● 高致病性禽流感病禽的禽舍、污染物及其环境应如何消毒？

对污染的禽舍进行消毒时，必须先用去污剂清洗以除去污物，再用次氯酸钠等消毒溶液消毒，最后用甲醛溶液（福尔马林）和高锰酸钾熏蒸消毒。铁制笼具也可采用火焰消毒。由于粪便中含病毒量很高，因此在处理时要特别注意。粪便和垫料应通过掩埋来进行处理，对处理粪便和垫料所使用的工具要用消毒剂浸泡消毒。

● 哪些消毒剂能有效杀灭禽流感病毒？如何使用？

禽流感病毒在外界环境中存活能力较差，只要消毒措施得当，就能将其杀死。养禽生产实践中常用的消毒剂，如醛类、含氯消毒剂、酚类、氧化剂、碱类等均能杀死环境中的病毒。场舍环境采用下列消毒剂消毒效果比较好。

(1) 醛类消毒剂有甲醛、聚甲醛等，其中以甲醛的熏蒸消毒最为常用。密闭的圈舍可按每立方米 7～21 克高锰酸钾加入 14～42 毫升甲醛溶液进行熏蒸消毒。熏蒸消毒时，室温一般不应低于 15 摄氏度，相对湿度应为 60%～80%。可先在容器中加入高锰酸钾后再加入甲醛溶液，密闭门窗 7 小时以上便可达到消毒目的。然后敞开门窗通风换气，消除残余的气味。

(2) 含氯消毒剂包括无机含氯消毒剂和有机含氯消毒剂，其消毒效果取决于有效氯的含量，含量越高，消毒能力越强。可用 5%含氯石灰（漂白粉）溶液喷洒于动物圈舍、笼架、饲槽及车辆等进行消毒。次氯酸杀毒迅速且无残留物和气味，因此常用于食品厂、肉联厂设备和工作台面等物品的消毒。

(3) 碱类制剂主要有氢氧化钠等，消毒用的氢氧化钠制剂大部分是含有 94%氢氧化钠的粗制碱液，使用时常加热配成1%～2%的水溶液，用于消毒被病毒污染的鸡舍地面、墙壁、运动场和污物等，也用于屠宰场、食品厂等地面以及运输车辆等物品的消毒。喷洒6～12小时后用清水冲洗干净。

● 什么是人感染猪链球菌病？

人感染猪链球菌病简称“猪链”，是一种人兽共患病。一种叫猪链球菌的细菌，广泛存在于猪的鼻腔、口腔、胃肠道等处，既可以感染猪，也可以感染人。通常人感染猪链球菌病很少见，然而一旦发病，起病急，具有发热、畏寒、全身酸痛、腹泻等症状，检查可见皮肤有淤点或淤斑，继而发生化脓性脑膜炎、心内膜炎、关节炎等，病死率比较高。

● 人感染猪链球菌病的流行情况怎样？

1968年丹麦首先报告了人感染猪链球菌病病例。此后，其他国家陆续报道散发的人感染猪链球菌病病例，其中，报道病例较多的有荷兰、泰国和中国香港。我国是受“猪链”威胁最大的国家之一。1998年7月下旬到8月上旬，我国江苏省发生了一起“猪链”疫情，分布在4个县（市）、23个乡、25个村庄，共报告了25例病例，病人之间没有接触，呈高度散发。2005年6月下旬到8月中旬，四川省出现了“猪链”暴发疫情，分布在资阳等8个地市、21个县（市、区）、88个乡镇、149个村，共死亡猪647头；累计报告人感染病例204例，死亡38例。

“猪链”一年四季都可以发生，但以6～9月发病率最高。病死猪和带菌猪是本病的主要传染源；另外病羊、马等牲畜也是传染源。养猪者、屠夫、猪贩子、猪肉加工者等经常接触生猪和猪肉制品者是容易被感染的高危人群。

● 人感染猪链球菌病有哪些感染途径？

（1）经破损的皮肤和黏膜传播。一般是由于饲养、贩运、屠宰、加工人员等在接触病死猪时，致病菌经破损皮肤和黏膜侵入人体而感染。

（2）经口传播。就是人吃了未煮熟的病猪肉或内脏而感染；或是厨具交叉污染，如在刚刚切过生猪肉的菜板上制作凉拌菜等。

到目前为止，还没有证据表明人可通过呼吸道途径传播，没有发现人传染人的现象。

● 人感染猪链球菌病的流行因素有哪些？

（1）在城市社区，居民一般不会像农村居民，可以直接接触病猪或死猪。其流行因素主要集中在养猪场、屠宰场和猪肉销售市场。其具体表现为：由于未按规定贩卖、屠宰和销售病猪或死猪，其中各个环节如屠宰生猪的废水残渣、销售病死猪肉的市场，都可能使周围环境被污染。

（2）生猪饲养密度过大、没有圈养、未进行免疫接种、饲料品质低劣等，养殖场地卫生条件差、圈舍通风不良且阴暗潮湿，都会促进本病的流行。

（3）传播媒介在猪链球菌病的传播中也起到重要作用。有研究结果表明，苍蝇可携带猪链球菌达 2～4 天之久，可在不同的猪场之间传播。

（4）防疫措施不严，对病猪疫情报告制度执行力度不够，对病猪疫情防范的宣传教育不够。另外，猪场养殖人员、屠宰人员的卫生知识及自我保健意识不足等，均可直接或间接地影响该病的流行强度。

（5）违法销售病死猪肉的市场、购买了病死猪肉的餐馆和居民家庭，都可能是流行因素，如不注意保持良好的卫生条件、未将猪肉煮熟等，都可能引起该病的流行。

（6）在自然环境方面，全球温度偏暖是发生该病的大环境，高温、高湿气候是本病在动物中的重要流行因素。

● 如何预防人感染猪链球菌病？

（1）发现病死猪等家畜及家禽应立即向当地有关部门报告，做无害化处理，如消毒、掩埋、焚烧等；不可擅自宰杀、运输、食用和出售。对相关畜圈、禽舍等疫点区域进行消毒处理。

（2）改变生食猪肉、猪血的习俗。

（3）屠宰和加工生肉人员要穿好工作衣帽，戴上手套，做好自身防护。

（4）养猪者在猪病流行时，应给猪注射猪链球菌疫苗。

（5）猪舍和其他牲畜、家禽圈养的地方要经常通风换气，定期进行清理和消毒。

（6）餐饮企业、家庭应去已检疫合格的正规肉市场购买肉制品，在加工生肉时务必做到生熟分开，防止与厨具交叉感染，并确保生肉加工熟透。

● 什么是口蹄疫？

口蹄疫又称为“口疮热”，是由口蹄疫病毒引起的人兽共患病。口蹄疫病毒专门侵犯偶蹄动物（两瓣蹄子的兽类），比如猪、牛、羊、骆驼等，不感染其他家畜及鸡、鸭、鹅等家禽。该病主要见于夏、秋季，患病动物通常表现为体温升高，跛行，口流泡沫，时作啧啧声，口腔、乳头、乳房皮肤、蹄等处出现水疱和糜烂。

口蹄疫对于偶蹄动物是一种高传染性、高病死率的兽畜传染病。其病毒很少感染人类，但人在接触或摄入污染的畜产品后，口蹄疫病毒可能会通过受伤的皮肤和口腔黏膜侵入人体。在发生的病例中，儿童多见。病人出现低热，唇部、舌部、腭部、手以及脚会出现大而清亮的水疱，没有有效的治疗办法。这些症状经 2～3 周后可自然恢复，很快痊愈，不会留下痕迹。因此，对人体健康危害不大，人几乎没有因为口蹄疫而死亡的。

● 口蹄疫是怎么传播给人的？

口蹄疫的传染源是患口蹄疫的动物，牛、猪、羊等动物都是口蹄疫病毒的宿主（能给口蹄疫病毒提供营养和场所的动物）。当这些动物患病后，它们的血液和器官中广泛带有病毒，人可能通过呼吸，吃其肉，皮肤接触其汗、乳汁、大小便等受到感染。比如可能通过挤牛奶接触病牛乳房和乳汁而感染，可能因为饮用病牛产的生乳而感染，可能因为吃病牛的肉和骨头而感染，甚至因为呼吸患病动物呼出的气体而感染。目前还未见到人与人之间传染。

● 人感染了口蹄疫有哪些表现？

人感染口蹄疫病毒后一般3～8天发病，起初发热、头痛、全身疲乏，口腔、舌、咽充血，有干燥、灼烧的感觉，之后出现疱疹，常见的部位是口腔、舌、咽、双手和双脚，也可见全身斑疹。疱疹大小不一，很少融合。起初疱疹中液体清亮，之后逐渐形成脓疱，破溃后形成溃疡。溃疡处疼痛，可致进食困难。

● 不慎吃到患有口蹄疫的猪肉肯定会患病吗？

口蹄疫病毒不耐热，只要在85摄氏度加热1分钟，病毒即被杀死，故只要是充分加热，食用就没有问题。口蹄疫病毒也不耐酸，人体的胃液酸度很高，只要口腔、食管没有破损，口蹄疫病毒入胃，也会立即被强酸杀死。因此，通常情况下无需担心其会对人体健康造成严重威胁。但为了以防万一，最好购买被检疫部门检查过的猪肉。

● 家畜发生口蹄疫怎么办？

病畜疑患口蹄疫时，应立即报告兽医机关及有关部门，对病畜就地封锁。所用器具及污染地面用2%氢氧化钠（苛性钠）或其他消毒剂消毒。畜舍及附近用消毒液喷洒、消毒，以免散毒。确认后，立即进行严格封锁、隔离、消毒及防治等一系列工作，病死的家畜要无害化处理、烧毁或深埋等。病畜吃剩的草料或饮水，不要乱丢，也要进行深埋等无害化处理。饲养人员外出要严格全面消毒。给疫区周围的牛、羊、猪接种与当地流行的毒型相同的疫苗。

对于病畜可适当采取以下治疗措施：

（1）加强护理和饲养管理。

（2）口腔可用清水、食醋或 0.1%高锰酸钾冲洗，糜烂面上可涂以 1%～2%明矾或碘酊甘油。

（3）蹄部可用甲酚皂（来苏尔）洗涤，擦干后涂松馏油或鱼石脂软膏或氧化锌鱼肝油软膏，再用绷带包扎；也可用煅石膏与锅底灰各半，研成粉末，加少量食盐粉涂在蹄的患部。

（4）乳房可用肥皂水或 2%～3%硼酸水清洗，然后涂以青霉素软膏或其他刺激性小的防腐软膏。产奶期间应定期将奶挤出以防乳房炎。此外，也可用一些中药治疗。

● 怎样防治人感染口蹄疫？

（1）治疗：对病人一般对症治疗，卧床休息，多喝开水，少吃刺激性食物如辣椒等。对疱疹使用对症的外用药物。

（2）预防：防止喂哺和接触感染的动物及其排泄物，禁止吃生病动物的肉、血和奶。